医療系資格試験のための物理
臨床工学技士国家試験・第2種ME技術実力検定試験

仲田昭彦 著

コロナ社

推薦のことば

　日本の教育が，自ら学び自ら考える力などの「生きる力」の育成を実現させようとした「ゆとり教育の実質的開始」となって10年が経過しました。いま，臨床工学技士を目指して大学や専門学校など専門課程で学ぶ学生は，このゆとり教育のまっただ中で教育を受けてきた世代です。一方，臨床工学技士をはじめとする医療系国家資格に関しては「国家試験合格」がそのスタートであり，医療技術の進歩に伴い学ぶ事柄は年々増えています。つまり，専門課程の入学時から卒業時の国家試験受験時までに学ばなければならないことが，昔に比べてはるかに多くなってきています。裏を返せば，専門課程の教員も従来の知識や常識のままの教育方法では不十分であるといえます。専門課程の教員は，臨床工学を目指す学生の大半が機械工学などの物理を基礎とした分野に苦手意識をもっていることを前提に，高校で「科目」として学んでいない学生にこれらの科目を学ばせ，国家試験合格まで導いていくという使命を負っています。臨床工学の専門課程で学ぶこれらの工学系科目が臨床現場にそのままの形で使われる機会は少ないですが，「力学的エネルギーの保存」ひとつとっても，人体の生理学的現象やベッドサイドでの物理学的現象につながる基礎であり，医療の現場で唯一工学的基礎を体系的に学んでいる臨床工学技士は，そのセンスを披露して患者の安全に寄与できる存在として活躍することが期待されています。

　本書は臨床工学技士国家試験・第2種ME技術実力検定試験対策に特化した構成となっています。特に上述した学生が苦手とする，言い換えれば教育側が教えにくい分野をピックアップし，これまで出版された解説集などとは違った切り口で臨床につながる工学の基礎を徹底解説した書であるといえます。また，本書は2002年の学習指導要綱改訂の冒頭にある「基礎・基本を確実に身に付けさせ」という目的や，仲田先生がモットーとされている，臨床現場で自ら考え，答えを導く力を養うために「工学に興味を持つ」心を満たす書だと思います。

　最後に，臨床工学技士国家試験・第2種ME技術実力検定試験を目標とし，国家試験合格にかなう実力を身に付けるためにも，学生や指導者にとって学習効果を高める一助になる書と確信し，本書推薦のことばに代えさせていただきます。

2012年1月

杏林大学　中島章夫

は　し　が　き

　本書は，臨床工学技士国家試験（以下，国家試験）および，第２種ME技術実力検定試験（以下，第２種ME）対策のための本である．以下，本書の特長を示す．
・専門書のように詳細な説明や数学的に厳密な説明はしていないが，国家試験および第２種MEの物理分野（材料工学の一部を除く）における，2011年までの，国家試験では15年分の，第２種MEでは12年分の過去問題のなかから，厳選された合計約150問の問題を掲載し，試験に十分対応できるような内容になっている．
・各章では，最初に試験に必要な知識をまとめる形で，特に物理を初めて学ぶ学生にも理解できるようにていねいに説明した．
・「問題演習」で過去に出題された問題を掲載し，問題文には，国家試験の年度（回）と出題された問題番号を「18回-午後-問題71」のように示し，また，第２種MEの出題の場合には「ME18回-午前-問題27」のように示した．
・「(改)」を付けた問題は，試験問題の一部を筆者がアレンジしたものである．
・難問や要注意問題にはヒントとして，問題文の直後に簡単に解説した．
・本書では，イメージをつかむための図を多用した．
・説明に使う数学は，国家試験に出る数学プラスアルファ程度とし，本文中の □□□□□ の内容は，難しいようであれば読みとばしても構わない．

　問題演習では「正しいのはどれか」などの問いに対して「正解を選んだだけ」で終わってはならない．どこが間違っており，どのように書き換えれば正しい文章になるかを考える訓練を欠かしてはならない．
　筆者は講義のとき，学生に以下のことを実践するよう薦めている．実践した学生の多くが毎年試験に合格しているので，読者の皆さんもぜひ試していただければと思う．
・授業の復習を当日中および数日中に繰り返しやれば，確実に実力がつく．
・15分考え，理解できないことがあったら質問すること．質問は恥ではない．
・自分が他人より能力が劣ると思ったら，他人の５倍繰り返し勉強すること．
・長時間連続の勉強は害あって益なし．１時間勉強したら10分の気分転換の

時間を設けることを薦める。私は「1 時間 10 分の法則」と名付けている。
・「記憶の定着」および「脳の活性化」に有効であるといわれている方法の一部を紹介しよう。
「憶えたら，すぐ寝よ」「朝起きたら，憶え直せ」「スルメなどのかたい食べ物をよく噛め」「面接などで緊張する前，または勉強の前に，ココアを飲むかチョコレートを食べよ」。

　臨床工学技士国家試験に合格しても，そこで勉強が終わるわけではない。合格は単なるスタートでしかない。そこからが本当の勉強であり，研さんである。将来，定年を迎え，臨床工学技士としての最後の仕事において有終の美を飾るまでは「未熟」である。国家試験は「用意された答え」の中から「正答」を選ぶものばかりである。しかし，現場に出たら答えは用意されていない。自ら考え，信頼のおける先輩の助言，書籍，辞書，論文誌などから，クランケ（患者）に適応する対処法・処置法を考え，医師の了解・指示を受けなければならない。本書により物理分野の理解が深まり，専門書を読み，確実な知識を得ようと思えるようになったら「しめたもの」である。臨床工学技士としての知識や技量が飛躍的に高まれば，私としては，このうえない喜びである。

　夢を持っても実現するのは一部である。しかし，Never give up your dreams.

　本書の出版にあたり，製品の性能などの情報提供をしていただいた多数の医療機器・電子部品・測定器製作会社，浜松ホトニクス株式会社，生体組織の導電率に関する論文誌（Phys. Med. Biol. など）を紹介して下さった北里大学教授の野城真理先生，有益なご指摘・ご指導をいただいた杏林大学准教授の中島章夫先生および東北学院大学准教授の熊谷正朗先生，浜松医療センター付属診療所の菅野敏彦氏，財団法人規格協会の山口進一氏，静岡大学工学部図書館，コロナ社の協力に深く感謝申し上げる。今後は，本書の質を高める作業など，私の持てる情熱と能力のすべてを尽くし，その恩に報いたいと思う。

2012 年 1 月

2 刷発行に際し，誤記の訂正や説明が不足している部分を補足・追加した。
2015 年 5 月

仲田昭彦

目　　次

1. 等速（直線）運動，等加速度（直線）運動

1.1　等　速　運　動 ·· 1
1.2　等 加 速 度 運 動 ·· 1
1.3　自由落下（$v_0=0$, $a=g$ とする）·· 2
1.4　鉛直投げ上げ（$a=-g$ とする）·· 2
　　問 題 演 習 ·· 4

2. 力 の 釣 合 い

2.1　ベクトル量とスカラー量 ·· 5
2.2　ベクトルの和と差 ·· 5
2.3　1点または1物体にかかる力の釣合い ·· 7
2.4　糸につるされたおもり ·· 8
2.5　斜面上に置かれた物体（1）·· 8
2.6　斜面上に置かれた物体（2）·· 9
　　問 題 演 習 ·· 10

3. ニュートンの力学法則

3.1　摩擦力（静止摩擦力，運動摩擦力）·· 12
　　3.1.1　物体を引いても動かない場合の力のかかり方 ···················· 12
　　3.1.2　滑り出す瞬間の力のかかり方 ·· 12
　　3.1.3　すべりながら加速度運動しているときの力のかかり方 ······ 13

3.2 ニュートンの力学法則（運動の法則） ··· 13
問　題　演　習 ·· 16

4. 等速円運動，単振動，応力集中

4.1　等　速　円　運　動 ·· 19
4.2　機械的振動（単振動） ·· 20
4.3　減　衰　振　動 ·· 21
4.4　強　制　振　動 ·· 22
4.5　応　力　集　中 ·· 23
問　題　演　習 ·· 23

5. エネルギーの保存，力のモーメント（トルク）

5.1　力学的エネルギー保存則 ··· 28
5.2　エネルギーの種類 ·· 29
5.3　力のモーメント（トルク） ··· 30
5.4　偶　　　　　力 ·· 31
問　題　演　習 ·· 31

6. 弦などを伝わる波の速さ，物体の変形

6.1　弦または金属線を伝わる横波の速さ ··· 35
6.2　弦または棒を伝わる縦波の速さ ··· 35
6.3　空気中での音速 ·· 35
6.4　縦波を横波のようなサインカーブで示す方法 ·· 37
6.5　波の波形から媒質の速度を判定する方法 ·· 38
6.6　せん断ひずみなどで使われる微小角 θ [rad] ·· 39
6.7　変形グラフ（応力ひずみ線図）の解釈 ·· 39
6.8　定　　常　　波 ·· 40

6.9 弾性率・応力とひずみ・ヤング率・体積弾性率・剛性率
（ずれ弾性率，せん断弾性係数）・ポアソン比での注意事項 ………… 41
6.10 フックの法則 ……………………………………………………………… 41
6.11 ばねに関する弾性エネルギー …………………………………………… 42
6.12 ばねを並列にしたとき，直列にしたときのばね定数 ………………… 43
6.13 ヤ ン グ 率 ……………………………………………………………… 43
6.14 体 積 弾 性 率 ……………………………………………………………… 44
6.15 剛性率（ずれ弾性率，せん断弾性係数）………………………………… 45
6.16 ポ ア ソ ン 比 …………………………………………………………… 45
問 題 演 習 ……………………………………………………………………… 46

7. 気 体，流 体

7.1 ボイル・シャルルの法則 ………………………………………………… 54
7.2 状態方程式と気体定数 R ………………………………………………… 54
7.3 浸透圧 P または Π ……………………………………………………… 55
7.4 1 atm（気圧）とは ……………………………………………………… 56
7.5 パスカルの原理 …………………………………………………………… 57
7.6 圧力と力，仕事 …………………………………………………………… 57
7.7 水銀マノメータで使われる関係式 ……………………………………… 57
7.8 連続の式およびベルヌーイの定理 ……………………………………… 58
7.9 レイノルズ数 Re ………………………………………………………… 59
7.10 ポアズイユの式 …………………………………………………………… 60
7.11 ニュートン流体に関する予備知識 ……………………………………… 61
7.12 層流クエット流れの特徴とニュートン流体 …………………………… 63
7.13 非ニュートン流体 ………………………………………………………… 63
7.14 定 常 流 ……………………………………………………………… 64
問 題 演 習 ……………………………………………………………………… 65

8. 波 の 基 礎

8.1 波（水波，音波，光波，電波，電磁波）の基本事項 ································ 74
8.2 波 の 性 質 ·· 75
   8.2.1 反　　　射 ·· 75
   8.2.2 屈　　　折 ·· 75
   8.2.3 屈折から全反射への臨界 ·· 76
   8.2.4 回　　　折 ·· 78
   8.2.5 干　　　渉 ·· 79
8.3 超　音　波 ·· 80
8.4 超音波の発生方法 ·· 81
問 題 演 習 ·· 82

9. 音波，ドップラー効果

問 題 演 習 ·· 89

10. 音の強さ，減衰定数

10.1 音響インピーダンス Z ·· 90
10.2 音（音波）の諸量 ·· 91
   10.2.1 音 の 性 質 ·· 91
   10.2.2 音　　　圧 ·· 91
   10.2.3 音の強さと音圧 ·· 92
10.3 音の強さのS/N比，音圧レベルのまとめ ·· 94
10.4 音 の 強 さ ·· 94
10.5 減衰係数，減衰定数，減衰率，吸収係数 ·· 96
10.6 減衰量 D を物理学的に考える ·· 100
問 題 演 習 ·· 103

11. レ ー ザ

11.1 レーザの種類と医学的応用 ·· 105
11.2 種類, 分類, 波長, 用途 ··· 106
11.3 レーザの性質 ·· 107
11.4 レーザの危険性 ·· 107
11.5 光を放出する物質によるレーザの分類 ·· 107
問 題 演 習 ··· 109

12. 熱 力 学

12.1 熱現象（比熱, 熱量） ·· 111
12.2 熱現象（固体・液体の熱膨張） ·· 113
 12.2.1 固体の線膨張 ·· 113
 12.2.2 固体・液体の体膨張 ·· 113
 12.2.3 気体の体膨張（シャルルの法則） ·· 114
 12.2.4 電気抵抗の温度変化 ·· 114
12.3 熱現象（熱伝導） ·· 115
12.4 熱現象（熱機関の効率） ·· 115
12.5 液体の混合による温度変化 ·· 116
12.6 熱力学の法則 ··· 117
 12.6.1 熱力学の第一法則 ·· 117
 12.6.2 熱力学の第二法則 ·· 117
 12.6.3 エントロピー ·· 118
問 題 演 習 ··· 119

13. 電磁波の応用, 物理量の単位

13.1 電磁波の種類と医学的応用 ·· 124
13.2 電磁波の種類・周波数・波長・特徴・利用例 ································ 125
13.3 量 と 単 位 ··· 127

13.4 基本単位 ·· 129
問題演習 ·· 130

14. 次元，有効数字，誤差，単位の変換

14.1 次　　　元 ·· 132
14.2 有 効 数 字 ·· 132
14.3 有効数字を考えた四則演算 ·· 133
   14.3.1 加 法, 減 法 ·· 133
   14.3.2 乗 法, 除 法 ·· 133
   14.3.3 定 数, 無理数 ·· 133
14.4 誤 差 の 種 類 ·· 133
14.5 誤 差 の 分 類 ·· 134
14.6 有効数字の桁数と測定精度 ·· 134
14.7 誤差についての不思議 ·· 135
14.8 単位の変換法 ·· 135
問題演習 ·· 137

15. 断層撮影装置

15.1 X線 CT ·· 140
15.2 MRI ·· 141
15.3 PET ·· 145
問題演習 ·· 150

16. 放射線と原子核

16.1 放　射　能 ·· 154
16.2 放　射　線 ·· 154
16.3 放射線の透過能力 ·· 155
16.4 放射線の単位 ·· 155

16.5	放射線の致死量	156
16.6	放射線感受性	157
16.7	放射線の単位のまとめ	157
16.8	核　崩　壊	158
16.9	半　減　期	159
16.10	核　分　裂	160
16.11	核　融　合	161
16.12	放射性同位元素	162
問　題　演　習		163

参　考　文　献 168
索　　　　引 171

1章 等速（直線）運動，等加速度（直線）運動

本章では，直線運動に限るので，（直線）という用語を省略する。

1.1 等速運動

時速 $v=60$ km で $t=2$ 時間走ったときの距離 s [km] は

$s = v \times t = 60 \times 2 = 120$ km

これを図1.1のようにグラフで示すと，s は長方形の面積となる。この考え方は次の等加速度運動にも応用できる。

数学的にいうならば，距離は速度を積分すれば求められる。

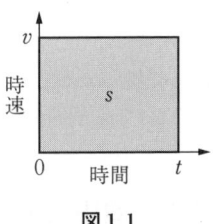

図1.1

1.2 等加速度運動

以下，初速 v_0 の向きを正とする（図1.2）。

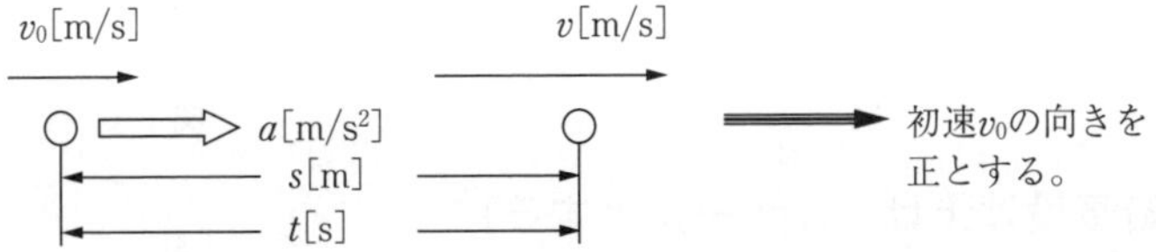

図1.2

加速度 a の定義

$$a = \frac{v - v_0}{t} \quad [\text{m/s}^2]$$

これを変形すると

$v = v_0 + at$

図 1.3 の台形の面積を求めると

$$s = v_0 t + \frac{1}{2}at^2$$

上の 2 つの式から t を消去すると

$$v^2 - v_0^2 = 2as$$

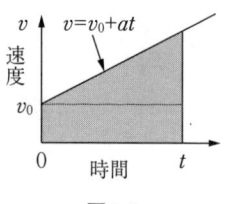

図 1.3

微分と積分

　微分したり積分したりすると大変おもしろい結果が得られる。ただし，微分積分学の初歩を学ばない限り理解できない。少なくとも，微分では，微小な変化量を Δx, Δt などで表し，Δx, Δt を限りなくゼロに近づける極限値の初歩的概念を知る必要がある。また，積分では，区分求積法を中心に，簡単な指数関数の積分ができることが望ましい。さらに発展して，変数分離形の微分方程式が解けると，ネイピア数 $e = 2.7182\cdots$（自然対数の底）などの深い意味がわかる。
　「難しいから覚えよう」ではなく，少なくとも，根拠になる式の存在を知るだけでも学問の深さを知ることになると思う。

1.3　自由落下（$v_0 = 0$, $a = g$ とする）

図 1.4 において次式が成り立つ。

$$v = gt, \quad y = \frac{1}{2}gt^2$$

t のない式

$$v^2 = 2gy$$

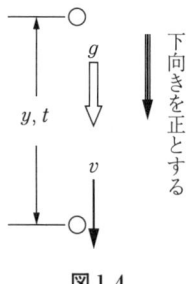

図 1.4

1.4　鉛直投げ上げ（$a = -g$ とする）

図 1.5 において次式が成り立つ。

$$v = v_0 - gt, \quad y = v_0 t - \frac{1}{2}gt^2$$

t のない式

$$v^2 - v_0^2 = -2gy$$

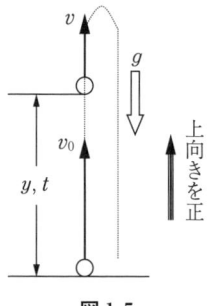

図 1.5

1.4 鉛直投げ上げ（$a = -g$ とする）

【例題】 最高点に達する時間 t_0，および高さが $24.5 = 4.9 \times 5$ m に達する時間 t はいくらか。

〔答〕 図1.6のように，実際の数値を入れて計算してみよう。

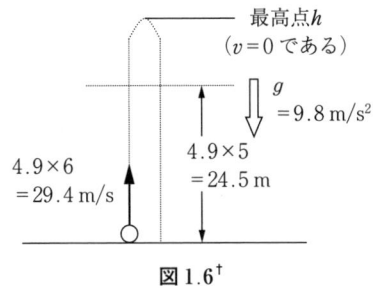

図 1.6†

最高点に達する時間は，$v = 0 = v_0 - gt$ より

$$t_0 = \frac{v_0}{g} = \frac{29.4}{9.8} = \frac{4.9 \times 6}{4.9 \times 2} = 3 \text{ s}$$

高さ y が 24.5 m に達する時間は

$$y = 24.5 = v_0 t - \frac{1}{2} g t^2 = 29.4 t - \frac{1}{2} \times 9.8 t^2$$

より

$$4.9 \times 5 = 4.9 \times 6 t - 4.9 t^2$$

両辺を 4.9 で割ると

$$5 = 6t - t^2$$

式を整理して

$$t^2 - 6t + 5 = (t-1)(t-5) = 0$$

$$\therefore \quad t = 1, \ 5$$

すなわち，投げ上げてから 1 s 後と 5 s 後である。

---

† $24.5 = 4.9 \times 5$，$29.4 = 4.9 \times 6$ などとしているのは，計算を簡単にしたり，計算を間違えないようにするためである。4.9 の整数倍の数字以外は二次式を簡単には因数分解できない。「二次式の根の公式を使えば，どんな数字でも解ける」といわれればそれまでであるが，ここでは因数分解により根を求めることを優先している。

1．等速（直線）運動，等加速度（直線）運動

■■■■■■■■■■■■■　問　題　演　習　■■■■■■■■■■■■

[1] **18回-午後-問題71**　質量 m の物体が初速度 0 で高さ h 落下したとき，正しいのはどれか。ただし，t は時間，v は速度，g は重力加速度とし，空気抵抗はないものとする。

1. $v = 2gh$　　2. $v = \sqrt{gh}$　　3. $h = \dfrac{gt^2}{2}$　　4. $h = \dfrac{gt}{2}$

5. $h = \dfrac{mgt}{2}$

[2] **19回-午後-問題71**　質量 m の物体が初速度ゼロ（零）で落下するとき，時間 t 後の速度で正しいのはどれか。ただし，重力加速度は g とする。

1. gt　　2. $\dfrac{1}{2}gt$　　3. $\dfrac{1}{2}gt^2$　　4. mg　　5. mgt

[3] **21回-午後-問題69**　高さ 4.9 m の位置から物体が落下するとき地面に到達するまでの時間はどれか。ただし，重力加速度は $9.8\,\mathrm{m/s^2}$ とし，空気抵抗は無視する。

1. 0.5 s　　2. 1.0 s　　3. 1.5 s　　4. 2.0 s　　5. 2.5 s

参考：月表面での重力加速度は，地球の 1/6 である。したがって，月表面での運動は重力加速度 g を $g/6$ とすればよい。

答　　　[1] 3, [2] 1, [3] 2

2章　力の釣合い

2.1　ベクトル量とスカラー量

　ベクトル量とは，力，加速度，速度，交流の位相を表すときの電圧・電流を表す矢印→のように「向きと大きさを持つ量」である。$\vec{a}$ のような記号で示す場合が多い。スカラー量とは，質量，時間のように「大きさのみで向きがない量」であり，上向きの質量50 kg，右向きの時間25 s などとはいわない。

2.2　ベクトルの和と差

　内積，外積などは他書に譲る。内積，外積が国家試験に出題される可能性はほとんどないうえ，過去にも出題されていない。

◎ **定義1**：definition（def）。

　　⟶ を $\vec{a}$ とすると，⟵ は $-\vec{a}$ である。

◎ **定義2**：ベクトルの和と差を視覚的に求める平行四辺形の法則が成立。

$$\vec{a} = \vec{b} + \vec{c}$$

をベクトル図で示すと，**図2.1**のようになる。また

$$\vec{a} = \vec{b} - \vec{c} = \vec{b} + (-\vec{c})$$

をベクトル図で示すと，**図2.2**のようになる。

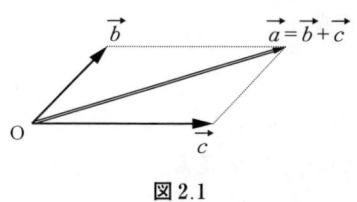

図2.1

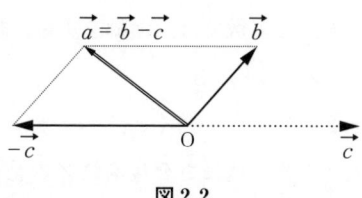

図2.2

◎ **定義3**：ベクトルは平行移動しても同じベクトルとして扱う。
◎ **定義4**：$\vec{b}$ベクトルのx成分を4，y成分を3，$\vec{c}$ベクトルのx成分を3，y成分を-2としたとき

$$\vec{b}(4,\ 3),\ \vec{c}(3,\ -2)$$

のように表す。ベクトルの和をみると

$$\vec{a} = \vec{b}(4,\ 3) + \vec{c}(3,\ -2) = \vec{a}(4+3,\ 3-2) = \vec{a}(7,\ 1)$$

のように計算できる。これは複素数と同じ計算方法である。

$$\vec{a} = \vec{b}(4,\ 3) + \vec{c}(3,\ -2) = \vec{a}(4+3,\ 3-2) = \vec{a}(7,\ 1)$$

の式を，ベクトルの成分などを使って図2.3のように描く。

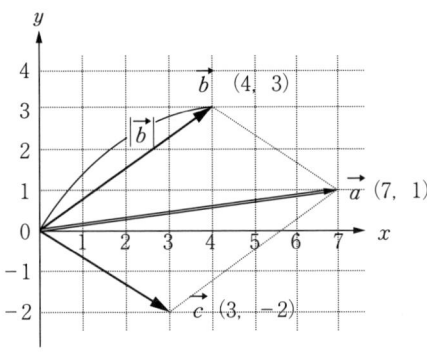

図2.3　ベクトル表示

図からわかるように，$\vec{b}$の大きさ（長さ$\vec{b}$の絶対値といい，$|\vec{b}|$で表す）は，三平方の定理により

$$|\vec{b}| = \sqrt{4^2 + 3^2} = \sqrt{25} = 5$$

である。したがって，一般式で表せば，$\vec{b}(x,\ y)$のとき次式となる。

$$|\vec{b}| = \sqrt{x^2 + y^2}$$

一方，複素数では，横軸を実軸，縦軸を虚軸とし

$$Z_1 = 4 + j \times 3$$

を図2.4のように描くと，ベクトルと同じ考え方ができることに気がつく。Zの大きさまたは長さを複素数Zの絶対値といい，$|Z|$で表す。

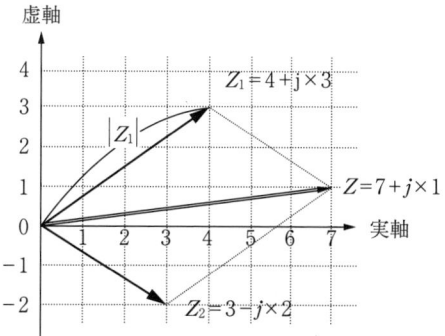

図 2.4 複素数表示

図において Z_1 の絶対値 $|Z_1|$ は，三平方の定理により

$$|Z_1| = \sqrt{4^2 + 3^2} = \sqrt{25} = 5$$

である。したがって，一般式で表せば，$Z = a + jb$ のとき次式となる。

$$|Z| = \sqrt{a^2 + b^2}$$

以上のように，ベクトルと複素数は大変よく似た数学である。どの分野でどちらの数学を使うかは，どちらが美しく簡単に表されるかどうかで決まってくる。異なった数学を使って，得られた結論が同じになることもしばしばある。

2.3　1点または1物体にかかる力の釣合い

図 2.5 の場合，静止または等速直線運動をしているとき「2 力は釣り合っている」という。F_1 と F_2 は大きさが等しく，向きは反対である。

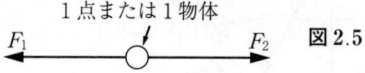

図 2.5

物体に多数の力が働いていて，静止または等速直線運動をしているときは，力の合成をしていけば，最終的には「2 力の釣合い」に帰着する。

力のかかり方を図示するとき，重力，斜面の場合の垂直抗力を忘れないこと。そして平行四辺形の法則を使う。

2.4 糸につるされたおもり

図 2.6（a）のように，糸の途中で水平方向に引っ張ると，最終的には，図（b）のように F と mg の合力（二重線矢印）と張力 T の 2 力の釣合いに帰着する。なお，重力加速度を g の代わりに g と表すことがある。

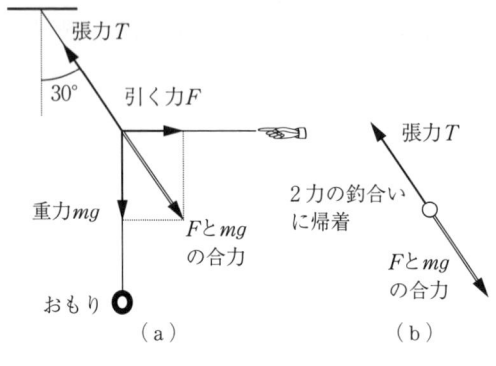

図 2.6

2.5 斜面上に置かれた物体（1）

水平方向に押して支えている（**図 2.7**）。

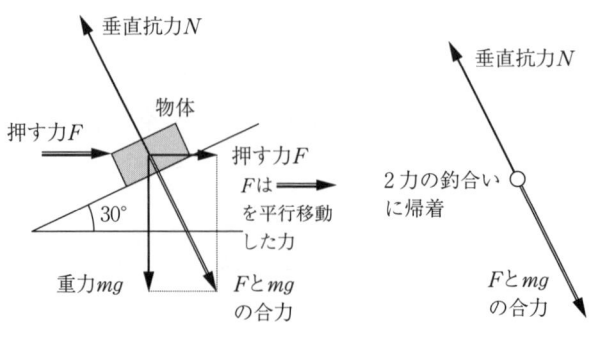

図 2.7

2.6 斜面上に置かれた物体（２）

斜面に沿って上方に引いて支えている（図 2.8）。

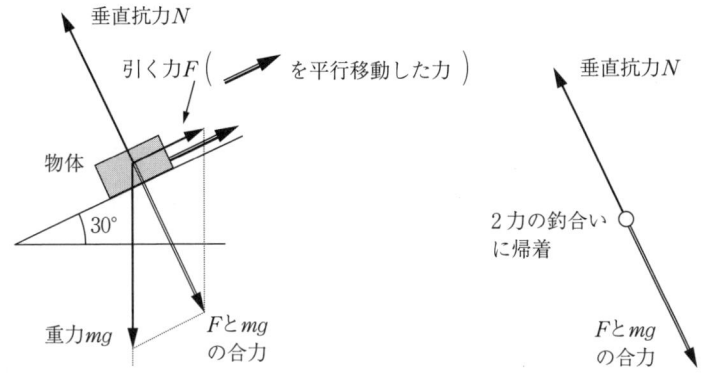

図 2.8

参考：

2.4, 2.5 節については次の関係がある（図 2.9）。

$$\frac{F}{mg} = \frac{1}{\sqrt{3}} \quad \therefore \quad F = \frac{mg}{\sqrt{3}} = \frac{mg\sqrt{3}}{3}$$

$$\frac{T}{mg} = \frac{2}{\sqrt{3}} \quad \therefore \quad T = \frac{2mg}{\sqrt{3}} = \frac{2mg\sqrt{3}}{3}$$

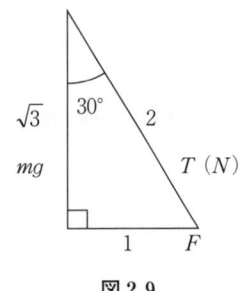

図 2.9

2.6 節については次の関係がある（図 2.10）。

$$\frac{N}{mg} = \frac{\sqrt{3}}{2} \quad \therefore \quad N = \frac{mg\sqrt{3}}{2}$$

$$\frac{F}{mg} = \frac{1}{2} \quad \therefore \quad F = \frac{mg}{2}$$

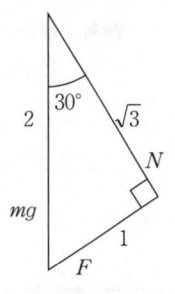

図 2.10

2. 力の釣合い

■■■■■■■■■■■■　問題演習　■■■■■■■■■■■■

1 **13回-午後-問題69**　30度の摩擦のない斜面にある質量10 kgの箱を図のように保持するのに必要な力 F は約何Nか。ただし，重力加速度は $9.8\,\mathrm{m/s^2}$ とする。

1. 0.9　2. 4.9
3. 9.8　4. 49
5. 98

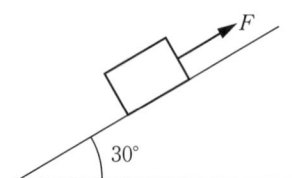

2 **12回-午後-問題70**　30度の摩擦のない斜面にある質量1 kgの箱を水平方向から図のように保持するのに必要な力 F は約何Nか。ただし，重力加速度は $9.8\,\mathrm{m/s^2}$ とする。

1. 0.5　2. 1.0
3. 1.7　4. 4.9
5. 5.6

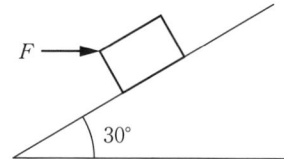

3 **14回-午後-問題71**　図に示す摩擦のない斜面を質量1 kgの物体が滑り始めるときのおおよその加速度はどれか。ただし，重力加速度を $9.8\,\mathrm{m/s^2}$ とする。

1. $0.5\,\mathrm{m/s^2}$　2. $1.0\,\mathrm{m/s^2}$
3. $2.0\,\mathrm{m/s^2}$　4. $4.9\,\mathrm{m/s^2}$
5. $9.8\,\mathrm{m/s^2}$

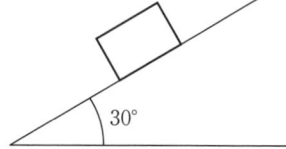

参考：摩擦のない斜面であるので，滑り始めも，滑っている途中でも，斜面に平行な加速度はどちらも $4.9\,\mathrm{m/s^2}$ である。

答　　　1 4，2 5，3 4

4 **17回-午後-問題70**　図のように質量500gのおもりを保持するための力 F はどれか。ただし，重力の加速度を $9.8\,\mathrm{m/s^2}$ とし，A点での摩擦は考えない。

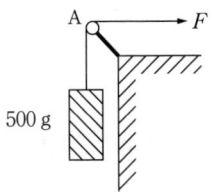

1. 4900 N　　2. 500 N　　3. 9.8 N　　4. 4.9 N　　5. 0.5 N

💡ヒント：滑車を使った実験を行うと簡単に理解できる。

3章 ニュートンの力学法則

3.1 摩擦力（静止摩擦力，運動摩擦力）

国家試験では水平台上での摩擦力に限られる。

摩擦力は，3.1.1項〜3.1.3項のように，場合によって異なるので注意を要する。斜面上の運動で摩擦力を考えるときは，必ず垂直抗力を書くようにする。

3.1.1 物体を引いても動かない場合の力のかかり方

図3.1において

  重力＝垂直抗力

  引く力＝摩擦力

の関係があるだけで摩擦係数には無関係である。

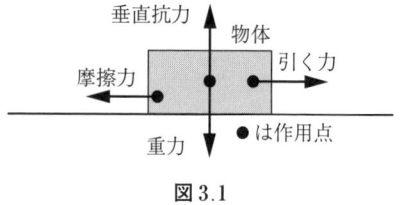

図3.1

3.1.2 滑り出す瞬間の力のかかり方

図3.2において

  重力 mg ＝垂直抗力 N

  静止摩擦力 f_0 ＝引く力 F

静止摩擦力 f_0 のことを最大摩擦力ともいう。静止摩擦係数を μ_0 とすると

$$F = \mu_0 N = \mu_0 mg$$

の関係がある。

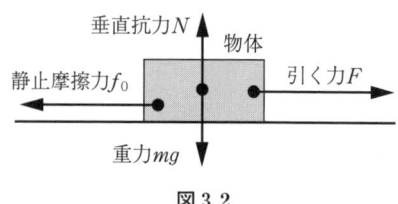

図3.2

3.1.3　すべりながら加速度運動しているときの力のかかり方

図3.2および**図3.3**より，静止摩擦力f_0＞動摩擦力fである。

この場合，重力mg＝垂直抗力N，動摩擦係数をμとすると

　　　動摩擦力$f=\mu N=\mu mg$＜引く力F

ゆえに，次の運動方程式が成立する。

　　　$F-f=F-\mu mg=ma$

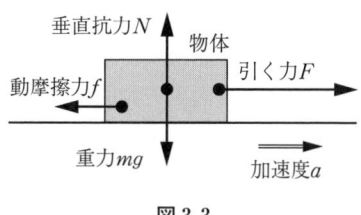

図3.3

注：水平台上での運動の場合，動摩擦力fがμmgであることを明示できれば，重力・垂直抗力を省略してもよい。等速ですべるときは，引く力F＝動摩擦力fである。

3.2　ニュートンの力学法則（運動の法則）

運動の第一法則（慣性の法則）：物体に力がかからないかぎり，静止していた物体はいつまでも静止し，運動していた物体は等速直線運動を続ける。

運動の第二法則（運動方程式 $F=ma$）：「力Fが，質量mの物体に，加速度aを生じさせる」と口ずさみながら式を書くと間違いない。

運動の第三法則（作用反作用の法則）：図3.4において，AがBを押す場合を考える。F_B（作用）とF_A（反作用）は大きさが等しく，向きは反対である。

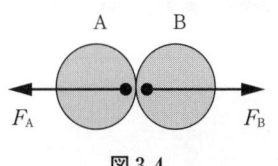

図3.4

2.3節のF_1，F_2の力の釣合いに関する説明と，運動の第三法則のF_B，F_Aについての説明が酷似しているが，内容はまったく別のことを示している。決定的な違いは，力の釣合いにおけるF_1，F_2は1物体にかかる力であり，運動の第三法則（作用反作用の法則）でのF_B，F_Aは，まったく別の物体にかかる力である。この違いを明確に理解する必要がある。

F_Aは，BがAを押し返す力で，あくまでもAにかかる力である。作用点はAにある。

F_Bは，AがBを押す力で，あくまでもBにかかる力である。作用点はBに

ある。

さらに大切なことは

Aの運動を考えるときは，Aにかかる力のみ（この場合はF_A）で考え，運動方程式を立てる。Bの運動を考えるときは，Bにかかる力のみ（この場合はF_B）で考え，運動方程式を立てる。

注：「2力の釣合い」と「作用反作用の法則」について説明する場合，力をF_1，F_2などと同一の記号で示すと，表現がほとんど同じになるため，区別がつきにくい。

【例題】 図3.5のように，摩擦のない水平面上にA，B，Cの物体を置き，矢印の向きに押したとき，A，B，Cにかかる力を求めよ。水平面で摩擦がないので垂直抗力を書く必要はない。斜面では垂直抗力は必ず書くようにする。なお，物体A，BおよびB，Cの境界における◀●●▶の作用点●は，実際には1点であるが，わかりやすいように，切り離して2点で表している。p.23の図4.10においても同様に考えて作用点を2点で表している。

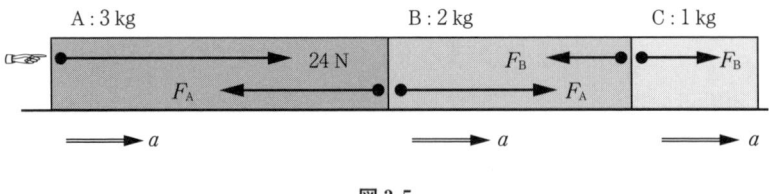

図3.5

〔答〕 A，B，Cが一緒に動くので加速度は同じでaとする。$F=ma$より，A，B，Cについて，次の運動方程式が成立する。

$$A：24 - F_A = 3a$$
$$B：F_A - F_B = 2a$$
$$C：F_B = 1a$$

これを解いて $a = 4\,\mathrm{m/s^2}$, $F_A = 12\,\mathrm{N}$, $F_B = 4\,\mathrm{N}$ を得る。

加速度および運動方程式の微分形式

やや難しいが，国家試験に出題されたことがあるので段階的に説明する。

〔**基本1**〕 $x = bt^n$ または $s = bt^n$ のとき

$$\frac{dx}{dt} = nbt^{n-1} \quad \text{または} \quad \frac{ds}{dt} = nbt^{n-1}$$

例　$s = 3t^2$ のとき

$$\frac{ds}{dt} = 2 \times 3t^{2-1} = 6t$$

〔**基本2**〕 x または s が距離を表すときの速度 v は，$v = x/t$ の式から $v = \Delta x / \Delta t$，さらに Δt を限りなく小さくすると

$$v = \lim_{\Delta t \to 0}\left(\frac{\Delta x}{\Delta t}\right) = \frac{dx}{dt} \quad \text{または} \quad v = \frac{ds}{dt}$$

例　$s = v_0 t + \dfrac{1}{2}at^2$（等加速度運動の距離の式）のとき

$$v = \frac{ds}{dt} = v_0 t^{1-1} + 2 \times \frac{1}{2}at^{2-1} = v_0 + at$$

これは等加速度運動における速度の式と一致する。

〔**基本3**〕 v を速度とすると，加速度の定義により

$a = \dfrac{v - v_0}{t}$ の式から $a = \dfrac{\Delta v}{\Delta t}$，さらに Δt を限りなく小さくすると

$$a = \lim_{\Delta t \to 0}\left(\frac{\Delta v}{\Delta t}\right) = \frac{dv}{dt} = \frac{d^2 s}{dt^2} \quad \text{または} \quad a = \frac{d^2 x}{dt^2}$$

で表される。

例　$v = 8 + 5t$ のとき

$$a = \frac{dv}{dt} = \frac{d}{dt}(8 + 5t) = 5t^{1-1} = 5\,\mathrm{m/s^2}$$

3. ニュートンの力学法則

■■■■■■■■■■■■ 問題演習 ■■■■■■■■■■■■

① 9回-午後-問題69　ニュートンの運動の法則はどれか。
a. 作用と反作用とは同じ作用線上にあり，その大きさは等しく方向は互いに反対である。
b. 地球上の全ての物体には重力加速度が作用する。
c. 物体に働く2つの力で大きさが等しく平行で向きが異なるのは，物体に回転を与える偶力である。
d. 物体に外部から力が働けば加速度を生じその大きさは力の大きさに比例し，方向は力の方向に一致する。
e. 外部から力が働かない限り物体は静止または等速直線運動を続ける。

1. a, b, c　　2. a, b, e　　3. a, d, e　　4. b, c, d
5. c, d, e

② 20回-午後-問題70　摩擦のある水平な台の上に質量 m の物体を置き，水平方向に初期値が0で時間とともにゆっくりと増加する力 f を加えたところ，$f=f_0$ のときに動き出した。正しいのはどれか。ただし重力加速度を g とする。

1. 動摩擦係数は $\frac{f_0}{mg}$ である。　　2. 動摩擦係数は $\frac{mg}{f_0}$ である。
3. 静止摩擦係数は $\frac{f_0}{mg}$ である。　　4. 静止摩擦係数は $\frac{mg}{f_0}$ である。
5. この実験からは静止摩擦係数は求められない。

答　　①3．②3

3 8回-午後-問題70　図に示すように摩擦のない水平面上に一直線状に置かれた物体 A，B，C に対して，A の一端を一定の水平力で押すとき，**誤っている**のはどれか。

a．A が B を押す力と B が A を押す力とは同じ大きさである。
b．B が C を押す力と C が B を押す力とは同じ大きさである。
c．A が B を押す力と B が C を押す力とは同じ大きさである。
d．A が B を押す力は B が A を押す力より大きい。
e．A が B を押す力は B が C を押す力より大きい。

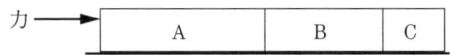

1．a, b　　2．a, e　　3．b, c　　4．c, d　　5．d, e

💡ヒント：図3.5参照。

4 15回-午後-問題70　一端が固定されているバネ定数 k のバネの先に取り付けられている質量 m の物体の位置 x について運動方程式

$$m\frac{d^2x}{dt^2} = -kx$$

が成り立つとき，**誤っている**のはどれか。

1．$\dfrac{d^2x}{dt^2}$ は物体の加速度を表す。
2．$x = 0$ のとき物体の加速度は 0 である。
3．物体が $x = 0$ に静止している場合もこの方程式を満足する。
4．この方程式の解は時間がたつと減衰する。
5．この方程式は単振動を表す。

💡ヒント：次ページの注1および注2参照。

注1：$x=0$ は釣合いの位置であり，振動の中心でもある。釣合いの位置で静止させることもできるし，そのとき $x=0$ においては

$$m\frac{d^2x}{dt^2} = -kx = -k \times 0 = 0$$

さらに $m \neq 0$ であるので

$$a = \frac{d^2x}{dt^2} = 0$$

でもある。

注2：4.2 節の単振動の説明によると

影にかかる力の大きさ $F = mr\omega^2 \sin\theta = m\omega^2 x = kx$
　　　　　　　　　　＝つねに振動の中心に向かう力の大きさ

ただし，単振動の一般的かつ数学的説明は，つねに中心に向かっていることを $-kx$ のように，式の前にマイナス符号（−）を付ける。そうすれば x が正のときは負の向き，x が負のときは正の向きとなり，つねに $x=0$ の中心に向かうことがわかる。したがって

$$F = ma = m\frac{d^2x}{dt^2} = -kx$$

この微分方程式を解くと，4.2 節の単振り子と同じで，減衰しない。

$$F = ma = m\frac{d^2x}{dt^2} = -kx$$

の式の kx が，$kv = k\dfrac{dx}{dt}$（速度 v に比例する制動力）になると，4.3 節で述べる減衰振動になる。

注3：4章以降で使われる［**周波数および振動数**］，［**磁界および磁場**］について。

周波数は電気分野で，振動数は工学・物理分野で使われることが多い。物理の音響分野ではどちらも使う。英語では frequency である。

磁界が電気分野で使われ，磁場は工学・物理分野で使われることが多いのと同じである。英語では magnetic field である。本書でも，ほとんどその慣習に従っている。

4章　等速円運動, 単振動, 応力集中

4.1　等速円運動

図 4.1 に示す等速円運動は, ばねの振動（単振動）や波を示す式の基本になっている。

$$v = r\omega, \quad \theta = \omega t$$

$$T = \frac{2\pi r}{v} = \frac{2\pi}{\omega} = \frac{1}{f} = \frac{1}{n}$$

$$\omega = \frac{2\pi}{T} = 2\pi f, \quad n \text{ または } f = \frac{1}{T}$$

向心加速度　$a = \dfrac{v^2}{r} = r\omega^2$

向心力　$F = ma = m\dfrac{v^2}{r} = mr\omega^2$

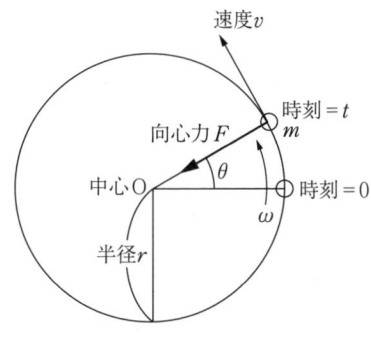

図 4.1　等速円運動

記号の説明と単位

v：速度 [m/s]

r：半径 [m]（単振動, 波では A：振幅（amplitude）[m] を使う）

θ：回転角 [rad], ω：角速度 [rad/s], T：周期 [s]

n または f：1s 当たりの回転数（振動数）[Hz], [回/s]

m：質量 [kg], a：加速度, 向心加速度 [m/s²]

F：向心力 [N]（遠心力は慣性力で, 向心力と同じ大きさ）

慣性力を理解していない場合は「遠心力」を使わないほうがよい。しかし, 正確さは欠くが, 遠心力＝向心力としても許容する。

> 等速円運動では, 向心力は働いているが接線力はない。

4.2 機械的振動（単振動）

自然界に存在する物体（固体，液体，気体，大きくいえば，地球も）には，その大きさ・密度・ヤング率などの定数により異なるが，その物体固有の振動数を持っている。それを固有振動数という。

物体を固有振動数で揺らせると振幅や周期が一定の振動を続けるのが単振動，摩擦などのために振動の振幅がしだいに小さくなる振動を減衰振動，固有振動数の振動を強制的に強く与えると大きく振動するのが強制振動（特に，これを共振）という。固有振動数とは異なる振動を与えても共振はしない。

以下の □ 内の式が抵抗感なく出てくることが望ましい（**図4.2**）。

（1） 2か所の θ を図中に示せ。$\theta = \omega t$ である。

（2） x，速さの影の大きさ，影にかかる力 F を m, r, ω, θ, t で示せ。
　　　負の向きを示す − の符号を付けず F などの大きさで考える。

$x = \boxed{r\sin\theta = r\sin\omega t}$, 　速さの影の大きさ $= \boxed{r\omega\cos\theta = r\omega\cos\omega t}$

$F = \boxed{mr\omega^2 \sin\omega t} = \boxed{m\omega^2 x} = \boxed{Kx}$ ◀------------┐

　　　　　m, x, ω で示す。　比例定数 $K = m\omega^2$ とする。

$K = m\omega^2$ から，影の運動（単振動）の周期 T を導いてみよう。

$\omega = \sqrt{\dfrac{K}{m}}$ であるから

$T = \dfrac{2\pi}{\omega} = 2\pi\sqrt{\dfrac{m}{K}}$ ◀------ 力 F が振動の中心 O からの距離に比例し，物体にかかる力がつねに振動の中心に向かっているとき，このような運動を単振動という。

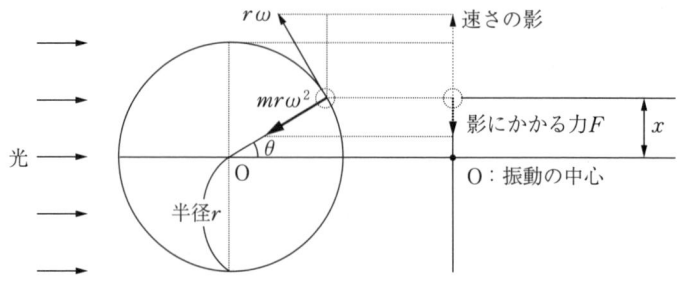

図4.2

「フックの法則に従うばね振り子は空気抵抗などがない場合は単振動をする」
とただちに判断してよい。

単振動の代表的な例は，**図 4.3**（a）のばね振り子（ばねが摩擦のない水平台に置かれても同じ）と，図（b）の単振り子である。

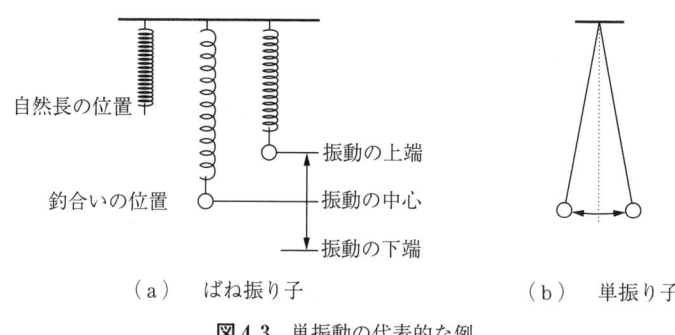

（a） ばね振り子　　　　（b） 単振り子

図 4.3　単振動の代表的な例

「理想的なばねを使い，空気抵抗がないばね振り子」および「空気抵抗がなく，おもりの付いた糸の支点が理想的な単振り子」では，いつまでも振動が続く。この振動をグラフに描くと**図 4.4**のようになる。横軸は時間 t，縦軸は変位 y である。振動の中心の変位を 0 とすると，変位は +，− を繰り返す。

ただし，メトロノームや柱時計の振り子のように，理想的なものではないにもかかわらず，振り子が振れ続けるのは「振り子の固有振動数に合わせて，タイミング良く振り子に小さな力を加えている」からである。

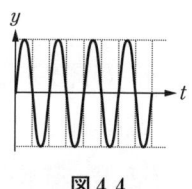

図 4.4

4.3　減 衰 振 動

図 4.5 のように，おもりに紙切れなどを付けたばね振り子や単振り子，中空

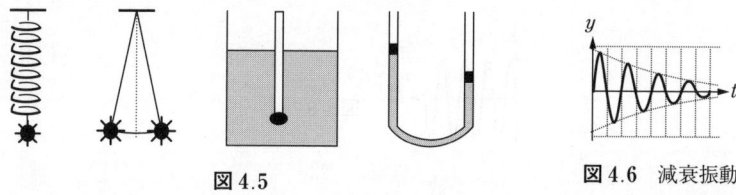

図 4.5　　　　　　　　　　　　　図 4.6　減衰振動

ストローにおもりを付けて水に浮かせたときの振動，U字管内の液体の振動はしだいに小さくなる。これは，空気や液体の粘性があるがために（速度に比例した）抵抗・制動力が働くからである。抵抗や制動力が小さいと，**図4.6**のようにしだいに振幅が小さくなる。これを減衰振動という。

4.4 強制振動

周期的な外力の作用により振動が続くものを強制振動という。

図4.7（a）のように，ブランコに乗っているとき，ブランコの固有振動数で強く足を踏み込むと大きく揺れる。また，図（b）のように，地面に固定した棒の先におもりを付け，その固有振動数で揺すると大きく揺れる。これらは強制振動による共振である。揺れがしだいに大きくなる様子を**図4.8**に示す。

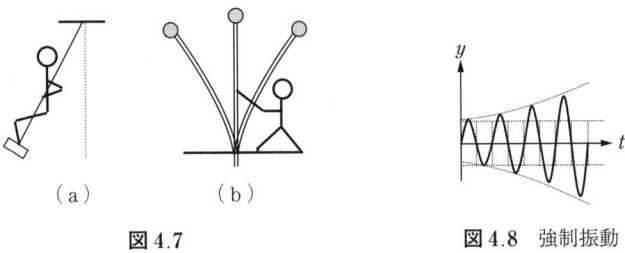

図4.7   図4.8　強制振動

ギターの音がかなり大きく聴こえるのは，ギターの共鳴板および共鳴箱（くびれた胴の部分）が共鳴しているからである。また，地震の際に特定の家屋だけ壊れたり，特定のビルの揺れが大きくなるのは家屋やビルの固有振動数がたまたま地震の振動数に近く，共振を起こしたためである。

適度な強制振動（加える力と制動がバランスしている）を加えると，**図4.9**のように，振幅が一定な，安定した共振をする。電気の発振と同じである。

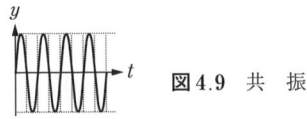

図4.9　共　振

4.5 応力集中

図 4.10 (a) のように,「ひょうたんのように, 中ほどが細くせばまっている金属板」や, 図 (b) のように,「穴の空いた金属板」に力を加えると, くびれた部分や細くなっている部分に大きな力がかかる。これを応力集中という。この応力集中によって破壊が起きる。作用点を, あえて 2 点に分けて示した。

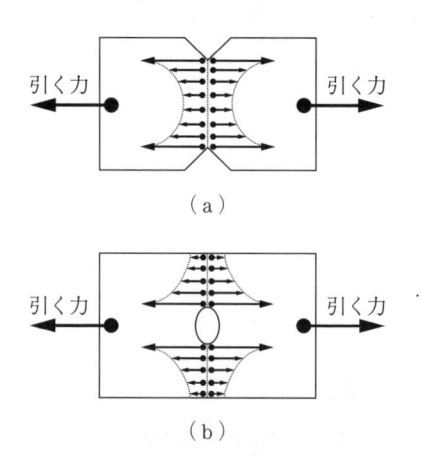

（a）

（b）

図 4.10　応力集中による破壊（細矢印は応力）

■■■■■■■■■■■■　**問 題 演 習**　■■■■■■■■■■■■

1　21 回-午後-問題 70　バネ定数 k のバネと質量 m の質点を組み合わせて, 図のようなバネ・質点系を作った。固有振動数が最も高い系はどれか。

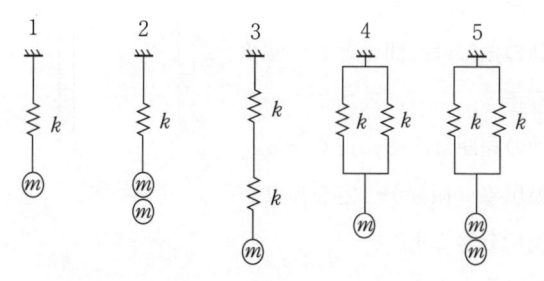

💡ヒント：振動数大 ⇒ 周期小 ⇒ 合成バネ定数大かつ質量小の系は？
6.10 節および 6.12 節参照。

答　　　　　　　　　　　　　　　　　　　　　　　　　　1　4

4. 等速円運動, 単振動, 応力集中

2 19回-午後-問題70　バネに連結した質量 m の物体が単振動している。振動の周期を2倍にするための物体の質量はどれか。

1. $\frac{1}{4}m$　　2. $\frac{1}{2}m$　　3. $2m$　　4. $4m$　　5. $8m$

3 18回-午後-問題72（改）　機械の共振について正しいのはどれか。

1. 減衰振動では振幅の減少はない。
2. 強制振動によって振幅が大きくなる現象を共振という。
3. 外力の振動数と機械の固有振動数が同じ時，共振しない。
4. 外力の振動数の増減によって機械の固有振動数を変えることができる。
5. 外力の振幅の増減によって機械の固有振動数を変えることができる。

4 10回-午後-問題73（改）　内径1cm程度の塩化ビニール製チューブを垂直面でU字形に曲げ，その中央部に抗凝固剤を加えた血液を入れる（図(a)）。チューブの両端を閉じて，左右の血液面の高さの差を約20cmつけた所（図(b)）でチューブ両端を同時に開放する。チューブ内血液の運動について正しいのはどれか。

1. 最初の振動でチューブの一端から血液がこぼれる。
2. 振動の振幅は時間とともに減少する。
3. 振動の周期は次第に長くなる。
4. 発振現象（振幅が一定な振動が持続）を起こす。
5. 直ちに静止する。

ヒント：4.3 節および 7.13 節の非ニュートン流体参照。

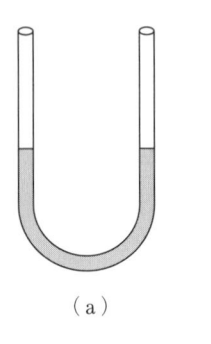

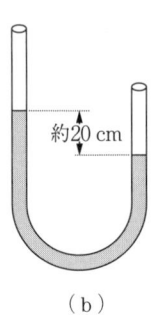

答　　　　　　　　　　　　　　　　　　2 4,　3 2,　4 2

5 **11回-午後-問題71** コイルバネの下端におもりを吊し，上端を手で持って上下に振動させた。あるリズム（周期）のとき，おもりが大きく振動し始めた。この現象を何というか。

1．減衰振動　2．共振　3．弾性変形　4．ずり変形
5．クリープ

6 **16回-午後-問題71** 図のように長さ l，直径 d の丸棒に荷重 P を加えたところ，丸棒は Δl だけ長くなり，Δd だけ細くなった。正しいのはどれか。

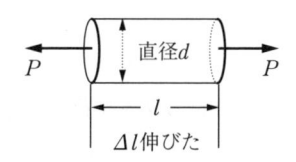

a．丸棒に曲げモーメント Pl が作用する。

b．ヤング率は $\dfrac{P}{\Delta l}$ である。

c．平均引張応力は $\dfrac{4P}{\pi d^2}$ である。

d．軸方向の引張ひずみは $\dfrac{\Delta l}{l}$ である。

e．ポアソン比は $\dfrac{\Delta l}{\Delta d}$ である。

1．a, b　2．a, e　3．b, c　4．c, d　5．d, e

💡ヒント：6.11～6.16節参照。曲げモーメントは，図の場合は曲げる要素はない。直径 d ⇒ 半径 $r=d/2$ ⇒ 断面積 $S=\pi r^2$。通常，加重（力）は F，圧力または応力を P で表す。本問および次問7では加重（力）を P で表しているので注意を要する。

答　　　　　　　　　　　　　　　　　　　　　　　　　　　　　5 2，6 4

26   4. 等速円運動，単振動，応力集中

⑦ 8回-午後-問題72　図に示す切欠きのある材料の引っ張りにおいて正しいのはどれか。

P：引っ張り力
d：溝の深さ
θ：溝の開き角
r：溝底部の丸み半径

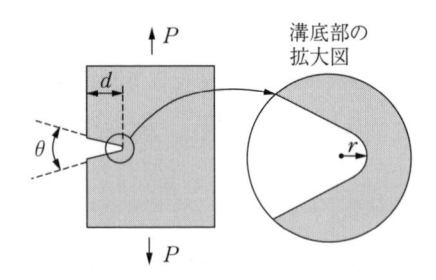

a. 最大応力は切欠きの溝の底部分に生じる。
b. 切欠きの溝部分以外の応力分布は切欠きのないときと同じである。
c. 応力集中は切欠きの溝の開き角 θ が大きいほど大きい。
d. 応力集中は切欠きの溝の深さ d が深いほど大きい。
e. 応力集中は切欠きの溝の底の丸み半径 r が小さいほど大きい。

1. a, b, c　2. a, b, e　3. a, d, e　4. b, c, d　5. c, d, e

⑧ 9回-午後-問題71　正しいのはどれか。

a. 外力により物体内部に生じる単位面積当たりの力を応力という。
b. 外力により生じた長さの変化量を変形前の長さで割った値をひずみという。
c. 太さが一様な丸棒にかかる応力をその結果生じるひずみで割った値をポアソン比という。
d. 弾性係数は単位の応力を与えるひずみである。
e. 切り欠けのある材料が外力に対して破壊しやすいのは応力集中を生じるためである。

1. a, b, c　2. a, b, e　3. a, d, e　4. b, c, d　5. c, d, e

💡ヒント：応力の単位は [N/m^2] または [Pa] である。応力の単位から正解を見つける訓練も必要である。

答　　　⑦ 3，⑧ 2

9 11回-午後-問題72　ローラポンプの回転軸において応力集中が発生する部位はどこか。

a．軸の両端　　b．軸の直径が大きく変化する部位
c．軸に沿って溝が刻まれている部位　　d．軸の回転中心
e．軸の外周表面
　　1．a, b　　2．a, e　　3．b, c　　4．c, d　　5．d, e

　　Ⅴヒント：問題演習10の図参照。ローラポンプ（ローラーポンプ，チューブポンプ）：弾性のあるチューブをローラーで順次押し，チューブ内の液体を吸引したり吐き出したりするポンプである。

10 14回-午後-問題78　動力伝達用段付き回転軸で応力集中が起こると考えられる部位はどれか。

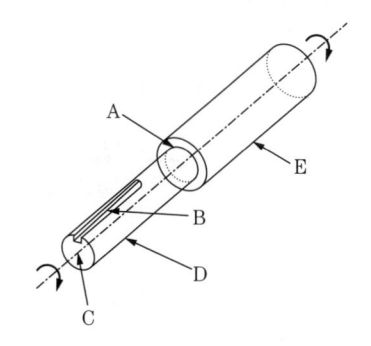

a．A　　b．B　　c．C　　d．D　　e．E
　　1．a, b　　2．a, e　　3．b, c　　4．c, d　　5．d, e

答　　　　　　　　　　　　　　　　　　　　　　　　　　　9 3，10 1

5章 エネルギーの保存，力のモーメント（トルク）

5.1 力学的エネルギー保存則

図 5.1 において，「（位置エネルギー $P \cdot E$）＋（運動エネルギー $K \cdot E$）は状態が変化しても保存される」ことを力学的エネルギー保存則という[†]。

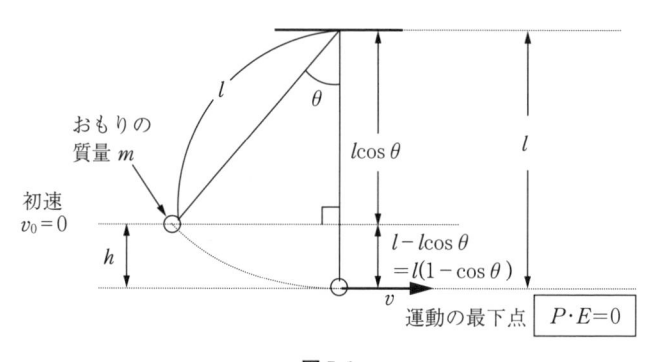

図 5.1

これを一般式で表せば

$$mgh_1 + \frac{1}{2}mv_1^2 = mgh_2 + \frac{1}{2}mv_2^2$$

(1) 初速 $v_0 = 0$ で h と重力加速度 g だけが与えられている場合（l，θ の記入がない場合）

$$mgh + 0 = 0 + \frac{1}{2}mv^2$$

これを解くと $v = \sqrt{2gh}$ となる。

(2) 初速 $v_0 = 0$ で l と θ が与えられている場合（h の記入がない場合）

[†] 力学的エネルギー保存則では，運動の最下点を $P \cdot E = 0$ とすると計算が簡単になる。

$$mgl(1-\cos\theta)+0=0+\frac{1}{2}mv^2$$

これを解くと $v=\sqrt{2gl(1-\cos\theta)}$ となる。

5.2 エネルギーの種類

◎ 力学的エネルギーの位置エネルギー（potential energy）
$$P\cdot E=mgh \quad [\text{J}]$$
注：$P\cdot E=0$ の位置（任意であるが運動の最下点がベスト）を必ず明示する。

◎ 力学的エネルギーの運動エネルギー（kinetic energy）
$$K\cdot E=\frac{1}{2}mv^2 \quad [\text{J}]$$

◎ ばねのエネルギー（弾性エネルギー）　　　　$E_ば=\dfrac{1}{2}kx^2$ [J]

◎ （比熱を含む）熱エネルギー　　　　$Q=mc(t_2-t_1)$ [J]

　　　Q の単位は [J]，m の単位は [g]，c の単位は [J/(g・K)]，
　　　t の単位は [℃] または [K]

◎ コンデンサのエネルギー　　　　$E_C=\dfrac{1}{2}CV^2$ [J]

　$Q=CV$ の関係式を使うと　　　　$E_C=\dfrac{1}{2}QV=\dfrac{1}{2}\dfrac{Q^2}{C}$ [J]

◎ コイル（インダクタンス L）のエネルギー　　$E_L=\dfrac{1}{2}LI^2$ [J]

◎ 波（音）の強さ I [W/m^2] または [J/(s・m^2)]（1 m^2 を 1 s 間に通過する波のエネルギー）
$$I=\frac{1}{2}\rho c\omega^2 A^2 \quad [\text{W/m}^2]$$

ここまでで 1/2 が付く不思議さを感じてほしい。積分することによって得られる。6.11 節参照。

∴ S [m^2] を t [s] 間に通過する波のエネルギー　　$E=\dfrac{1}{2}\rho c\omega^2 A^2 St$ [J]

◎ 光電効果における光（光子）のエネルギー　　$E=h\nu$ [J]

◎ アインシュタインによる質量エネルギー　　$E=mc^2$ [J]

30   5. エネルギーの保存,力のモーメント（トルク）

◎ 気体の内部エネルギー（理想気体分子の運動エネルギーの和と考えてよい）は絶対温度 T [K] に比例する。R は気体定数で 8.31 [J/(mol·K)] である。$R=0.082$ [l·atm/(mol·K)] ではない。7.2 節参照。
気体 1 mol（6×10^{23} 個の原子または分子）の内部エネルギー U は

$$1\,\text{mol ならば}\quad U=\frac{3}{2}RT\;[\text{J}]$$

$$n\,[\text{mol}]\,\text{ならば}\quad U_n=\frac{3}{2}nRT\;[\text{J}]$$

5.3 力のモーメント（トルク）

図 5.2 において

　　力のモーメント（トルク）＝回転の能力を示す量

　　　　＝（力 F [N]）×（回転軸からの距離 d [m]）＝ Fd [N·m]（[Nm]）

が成り立つ。ここで、回転軸からの距離を腕ともいう。

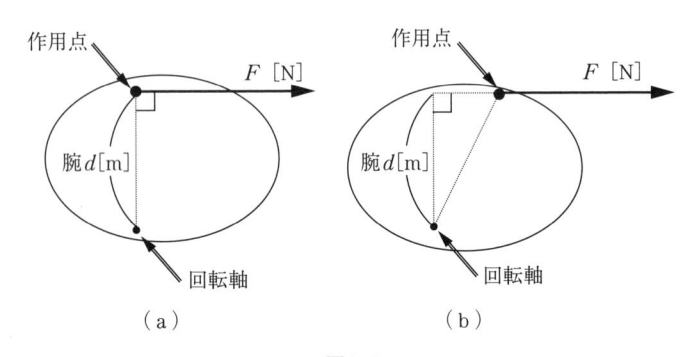

図 5.2

図（a），（b）は、作用点の位置が違うだけである。したがって、どちらも

　　力 F の（右回りの）モーメント（トルク）＝ Fd [N·m]（[Nm]）

である。モーメントの釣合いとは

　　左回りのモーメント＝右回りのモーメント

　　または、（左回りのモーメント）−（右回りのモーメント）＝0

である。

5.4 偶力

偶力が出題されたのは3章末の問題演習1のみである。

図5.3のように，大きさが等しく，向きが反対の一組の力を偶力という。ねじ，ボルトやナットを回すとき，偶力を加えると，ねじやボルトが曲がったり，折れることなく回すことができる。自動車のハンドルも偶力を加えて回すのがベストである。図において，偶力のモーメント＝Fr [N·m] である。

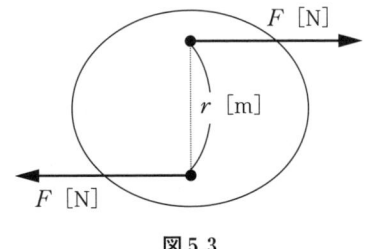

図5.3

■■■■■■■■■■■■■　問題演習　■■■■■■■■■■■■■

1　**10回-午後-問題72**　図のように500 mlの輸液ボトルAがかかっている。これにさらに1 000 mlのボトルBをかけるとX点で支持する力のモーメントはおおよそ何倍になるか。ただし，両ボトルの容器自身の重さとボトルをかける横棒の重さは無視する。

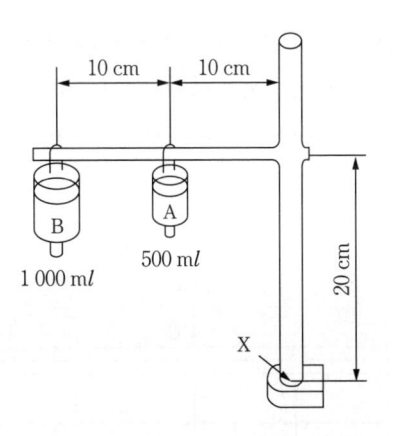

1．1.5倍　2．2倍　3．4倍　4．5倍　5．8倍

ヒント：X点で支持する力のモーメント＝X点を回転軸としたモーメント。

答　　　　　　　　　　　　　　　　　　　　　　　　　　1　4

5. エネルギーの保存，力のモーメント（トルク）

2 15回-午後-問題69　図のようにおもりをつけた靴を履いて座り，ゆっくり膝の曲げ伸ばしを行っている。膝の関節（点O）周りの力のモーメントが最大となる角 θ はいくらか。

1. 0度　2. 30度　3. 45度
4. 60度　5. 90度

Ⓨヒント：腕の長さが最も長くなるときの角度 θ はいくらか。

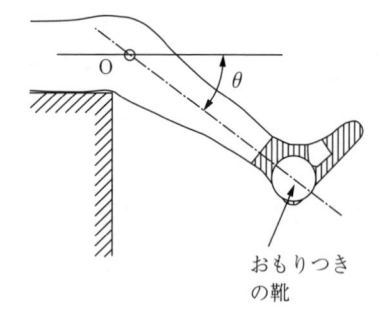

3 20回-午後-問題69　図に示す棒に垂直な力 F がかかるとき，支点Oのまわりの力のモーメントで正しいのはどれか。

1. $\frac{1}{2}rF$　2. rF　3. $2rF$
4. r^2F　5. $2r^2F$

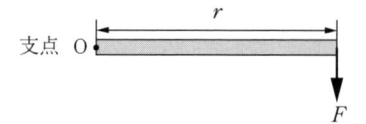

4 14回-午後-問題69　丸棒がA点でピン支持されている。棒のC，D点にそれぞれ下向きに10N，20Nの力が加わっているとき，棒を水平に保持するためにB点に上向きに加える力 F はどれか。ただし，丸棒の重さは無視できる。

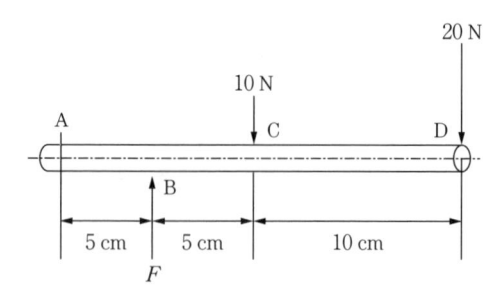

1. 50N　2. 100N　3. 200N　4. 300N　5. 500N

Ⓨヒント：Aのまわりの，モーメントの釣合いの式より解く。

答　　　　　　　　　　　　　　　　　　　　2 1，3 2，4 2

5 14回-午後-問題70　質量10 kgの振り子をAの位置から静かに離した場合，おもりが最下点Bを通過するときのおおよその速さはどれか。ただし，重力加速度は9.8 m/s^2とする。

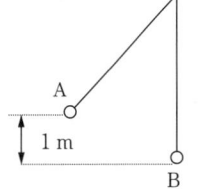

　　1. 2.2 m/s　　2. 4.4 m/s　　3. 5.0 m/s
　　4. 9.9 m/s　　5. 19.6 m/s

　ヒント：5.1節の力学的エネルギー保存則を適用する。

6 17回-午後-問題72　図のように点Oに固定した長さLの軽い糸につけた小球をAの位置から静かに放したとき，小球が最下点Bを通るときの速さはどれか。ただし，gは重力加速度である。

　　1. $gL(1-\sin\theta)$　　2. $\sqrt{gL(1-\sin\theta)}$
　　3. $\sqrt{2gL(1-\cos\theta)}$　　4. $2gL(1-\cos\theta)$
　　5. $\frac{1}{2}gL(1-\sin\theta)$

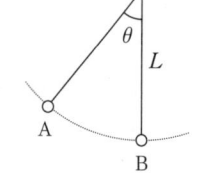

7 19回-午後-問題72　図のように固定された直径1 mの軸にかかるトルク（力のモーメント）はどれか。ただし，おもりの質量は1 kg，重力加速度9.8 m/s^2，糸の質量は無視できるものとする。

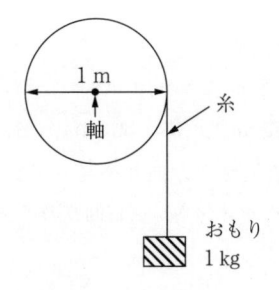

　　1. 0.5 Nm　　2. 1.0 Nm　　3. 2.0 Nm　　4. 4.9 Nm　　5. 9.8 Nm

　ヒント：糸の張力＝おもりにかかる重力＝mg[N]。

答　　5 2，6 3，7 4

34　　5．エネルギーの保存，力のモーメント（トルク）

⑧ **20回-午後-問題71**　質量 m の物体を高さ h だけ持ち上げるのに必要な仕事はどれか。ただし，重力加速度を g とする。

1. $\sqrt{2mgh}$　　2. $2mgh$　　3. $\dfrac{1}{2}mgh^2$　　4. $\dfrac{1}{2}mgh$

5. mgh

🅨ヒント：文中に明示していないが「等速運動で h だけ持ち上げた」と考える（図5.4参照）。

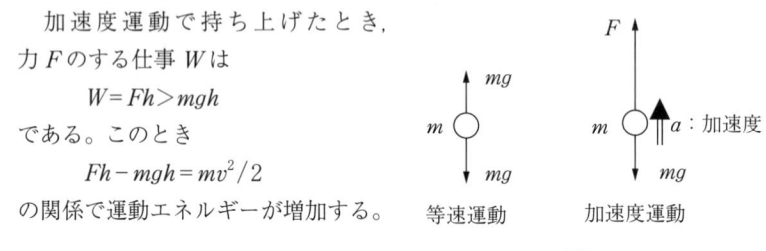

　　加速度運動で持ち上げたとき，
力 F のする仕事 W は
　　　$W = Fh > mgh$
である。このとき
　　　$Fh - mgh = mv^2/2$
の関係で運動エネルギーが増加する。

等速運動　　加速度運動

図5.4

⑨ **17回-午後-問題69**　図のように長さ 60 cm の棒 AB の A 端に 3 本，B 端に 2 本の 500 g 点滴ボトルが吊るされている。棒を水平に保持するためには，A 端からどの位置 (x) で支持すればよいか。

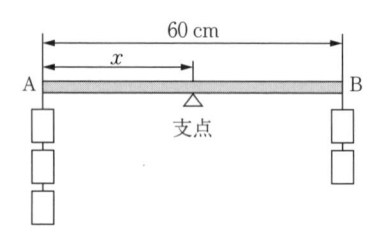

1. 15 cm　　2. 24 cm　　3. 30 cm　　4. 36 cm　　5. 45 cm

🅨ヒント：支点を軸として，左回りのモーメント＝右回りのモーメント，または，（左回りのモーメント）−（右回りのモーメント）＝0 として解く。

答　　⑧ 5，⑨ 2

6章 弦などを伝わる波の速さ，物体の変形

6.1 弦または金属線を伝わる横波の速さ

張力にもよるが数十 m/s 程度で縦波より遅い。波の速さの式は

$$v_横 = \sqrt{\frac{T}{\rho_{線密度}}} \text{ [m/s]}, \quad T=引く力=張力[N], \quad \rho_{線密度}=線密度[kg/m]$$

媒質とは，弦（固体），液体，気体など，波を伝える物質をいう。

6.2 弦または棒を伝わる縦波の速さ

鉄は約 6 000 m/s，骨は 3 000 m/s で横波より速い。波の速さの式は

$$v_縦 = \sqrt{\frac{E}{\rho_{密度}}} \text{ [m/s]}, \quad E=ヤング率[N/m^2], \quad \rho_{密度}=密度[kg/m^3]$$

その他，広い平面状の固体中での横波の速さ，液体中での縦波の速さ，うねりなど縦波と横波を含む水面波の速さについては専門書を参照されたい。

ただし，太平洋など水深の深い場合の，津波の速さは $v=\sqrt{gh}$ で表される。例えば $g=9.8 ≒ 10$ m/s^2，太平洋の平均の水深を 4 000 m とすると

$$津波の速さ \quad v=\sqrt{10 \times 4\,000}=200 \text{ m/s}=720 \text{ km/h}$$

これは，かなり速いジェット機なみの速さである。南米チリ沖で発生した津波は，約 1 日で日本に到達することを示している。

6.3 空気中での音速

あまり温度が高くない範囲で，近似的に次式で求められる。

$$c=331.5+0.6\,t \quad (c：音速[\text{m/s}], \quad t：温度[℃])$$

したがって常温 $t=14$ ℃では $c≒340$ m/s となる。

6. 弦などを伝わる波の速さ，物体の変形

10章末の問題演習 6 または音速の式 $c=\sqrt{\gamma P/\rho}$ に見られるように，音速が圧力に依存するように見えるが，[____]内の説明により音速 c は $\sqrt{T}=\sqrt{絶対温度}$ に比例し，圧力には無関係である。

[____]に，近似式がいかにして導かれたかを簡単に示す。物理学の神様ニュートンでも，正確な理論式を導けなかったことがわかればよい。

空気中での音速の理論式を，物理学史を見つつ導く。

3つの運動法則（3.2 節参照），万有引力の発見は，当時ノーベル賞があれば確実に受賞する大発見であった。さらに，微分積分学の発見は，数学界のノーベル賞といわれるフィールズ賞ものである。ニュートンは物理・数学では天才的科学者であったといえる。

そのニュートンにしても，現代からみると間違った理論を提案している。それは「光の粒子説」と「音速理論」である。詳しい導出過程は省くが，ニュートンによると

$$音速\ c=\sqrt{\frac{k}{\rho}}\ [\mathrm{m/s}] \qquad \rho=密度[\mathrm{kg/m^3}],\ k=体積弾性率[\mathrm{N/m^2}]$$

ところが，実測値とニュートンの理論値が一致せず，長い間，疑問とされていた。しかし，物理学者ラプラスが，音は瞬間的に圧力が変化するのであるから，音の圧力変化を「断熱変化…圧気発火器で瞬間的に圧縮するとガラス管内の綿が発火するような急激な圧力変化と思えばよい」であるとして

$$体積弾性率=\gamma P \qquad \gamma=比熱比=\frac{定圧比熱}{定積比熱}=\frac{c_p}{c_v}\ [無名数]$$

$$P=圧力[\mathrm{N/m^2}]\ \ で\quad c=\sqrt{\frac{\gamma P}{\rho}}$$

とした。この式は，実測値ときわめてよく一致する理論式であった。

この式を見ると音速が $\sqrt{P}$ に比例するように見えるが「音速 c は圧力には依存しない」。なぜならば，P と ρ には相関関係があり，以下に示すように最終的には P が消えてしまうからである。10章末の問題演習 6 参照。

その理由を簡単に説明しよう。ボイル・シャルルの法則（状態方程式）より，1 mol については

$$PV_0=RT \qquad V_0=22.4\ l=22.4\times10^{-3}\ \mathrm{m^3}$$

一方，密度×体積=質量より

$$\rho V_0=M\ [\mathrm{kg}]=分子量に単位を付けた量$$

したがって

$$\frac{PV_0}{\rho V_0} = \frac{P}{\rho} = \frac{RT}{M} \quad \therefore \quad c = \sqrt{\frac{\gamma P}{\rho}} = \sqrt{\frac{\gamma RT}{M}}$$

γ, R, M は定数なので $c \propto \sqrt{T}$ （T は絶対温度）である。
結論として，音速 c は $\sqrt{T} = \sqrt{絶対温度}$ に比例し，圧力には関係がない。
　少し発展させると 0℃ = 273 K においては，c = 331.5 m/s であることが実験的にわかっているので

$$c = 331.5 = \sqrt{\frac{\gamma R \times 273}{M}} \quad \therefore \quad \sqrt{\frac{\gamma R}{M}} = \frac{331.5}{\sqrt{273}}$$

$$\therefore \quad c = \frac{331.5}{\sqrt{273}}\sqrt{T} = 331.5\sqrt{\frac{273+t}{273}} = 331.5\sqrt{1+\frac{1}{273}t}$$

　　　　（t [℃] を絶対温度 T に直すと $T = 273 + t$）

$$\fallingdotseq 331.5\left(1 + \frac{1}{2} \times \frac{1}{273}t\right) = 331.5 + 331.5 \times \frac{1}{2} \times \frac{1}{273}t$$

　　（x が $1 \gg x$ のとき $(1+x)^n \fallingdotseq 1 + nx$）

$$= 331.5 + 0.607\,t \fallingdotseq 331.5 + 0.6\,t$$

これは実測値ときわめてよく一致する。

6.4　縦波を横波のようなサインカーブで示す方法

　ここではサインカーブで示された縦波から，疎密を判断する方法を説明する。図 6.1（a）のように，疎密の様子から正しいサインカーブを導くのは大変難しい。音波の場合，図中の→←は，波がこないときを基準にして，音波がきたときの媒質の移動量を示している。密の部分は，左右から媒質（気体分子）が集まるので圧力が高い。疎の部分は，左右に媒質が遠ざかり，媒質が少なくなるので圧力が低い。圧力は，波がこないときを中心に，高低を繰り返す。圧力の大小を繰り返すので，音圧は図（b）のようにサインカーブ状に変化する。圧力の高い密の部分は「正の値」，圧力が低い疎の部分は「負の値」で示す。音圧ゼロとは波がないときの圧力（通常では 1 気圧）である。
　ここで，交流がサインカーブ状に変化していたことを思い出してほしい。交流電圧の最大値を $V_{最大}$ とすると，電圧の実効値 $V_{実効}$ は

$$V_{実効} = \frac{V_{最大}}{\sqrt{2}}$$

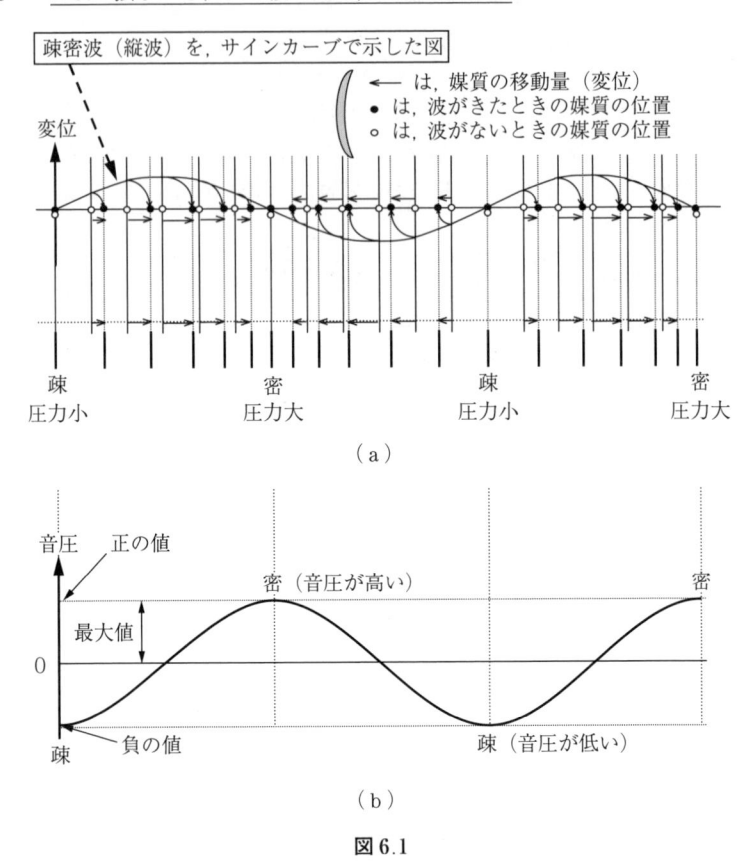

6. 弦などを伝わる波の速さ，物体の変形

疎密波（縦波）を，サインカーブで示した図

← は，媒質の移動量（変位）
● は，波がきたときの媒質の位置
○ は，波がないときの媒質の位置

変位

疎　　　密　　　疎　　　密
圧力小　圧力大　圧力小　圧力大

(a)

音圧
正の値
密（音圧が高い）　　　密
最大値
0
負の値
疎　　　　疎（音圧が低い）

(b)

図 6.1

である。

音圧についても，音圧の最大値を $P_{最大}$，音圧の実効値を $P_{実効}$ とすると，$P_{実効} = \dfrac{P_{最大}}{\sqrt{2}}$ である。実生活または音圧測定は，ほとんどすべて実効値を使う。

6.5　波の波形から媒質の速度を判定する方法

図 6.2 において，位置 A，C，E での媒質の動きは↑↓であり，●点で一瞬静止する。すなわち位置 A，C，E での速度はゼロである。位置 B，D での媒質の動きは最大である。すなわち位置 B，D の速度は最大である。

整理すると，波形の山，谷の部分では「媒質の速度はゼロ」である。

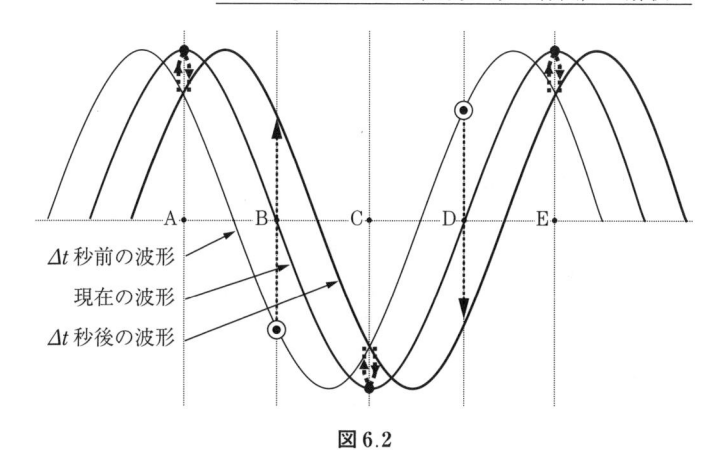

6.7 変形グラフ（応力ひずみ線図）の解釈

Δt 秒前の波形
現在の波形
Δt 秒後の波形

図 6.2

6.6 せん断ひずみなどで使われる微小角 θ [rad]

例えば θ [rad] を 1° として考えると

$$\theta \text{ [rad]} = 1° = \frac{2\pi}{360} \text{ rad} = \underline{0.017\,453} \text{ rad}$$

$$\sin\theta = \sin 1° = \underline{0.017\,452}, \quad \tan\theta = \tan 1° = \underline{0.017\,455}$$

したがって，一般に θ [rad] が微小ならば $\sin\theta ≒ \tan\theta ≒ \theta$。この事実は，ずれ弾性率を扱うときに注意を要する。なぜなら θ [rad] が微小だからである。6.15 節および問題演習 15 参照。

6.7 変形グラフ（応力ひずみ線図）の解釈

軟鋼やクロムステンレス線のグラフは国家試験によく出題される。**図6.3**において以下に示すような事項が国家試験に出題されている。

・応力 P [N/m²] とは（力 F [N] ÷ 面積[m²]）である。単なる力とは違うので注意を要する。
・0 A 間はフックの法則が成立する。AA″間，C 以降はクリープ変形である。
・直線 0 A の傾きがヤング率である。
・AA″間の問題は出題されないと思うし，過去問にはない。

応力 [N/m²]（[Pa]）

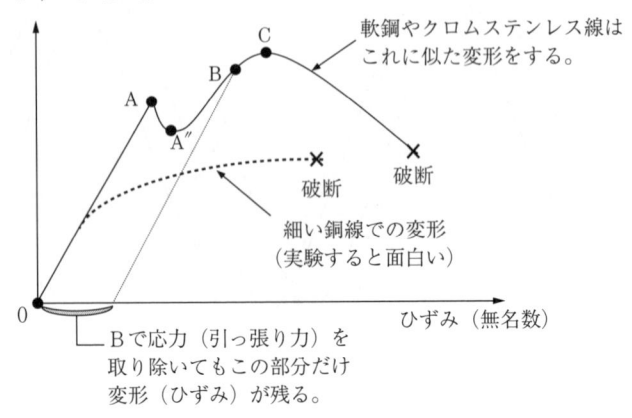

図 6.3 変形グラフ（応力ひずみ線図）

・A 以降はすべて塑性変形である．塑性変形とは，力を取り除いても元に戻らない変形である．
・クリープ変形とは，一定の力を加えておくと，時間の経過とともに変形が増大する変形をいう．C より右でクリープ変形する．
・材料の多くは A，A″，C を明確にできるような実験は難しいので「降伏点は？」と問われたら A，A″，C どこでもよいが軟鋼では A がベストである．

6.8 定常波

定常波の実験を見ればすぐに理解できるので，簡単に説明する．

長さ l [m]，線密度 ρ [kg/m] の弦に適当な張力 T [N] を加え，適当な振動数 f [Hz] の振動を与えたときの弦の様子を図 6.4 に示す．

「腹」は，激しい振動をする部分を，「節」は振動しない部分を示す．

$$v = f\lambda \qquad v = \sqrt{\frac{T}{\rho}}$$

を組み合わせると，図 6.4 の実験が説明できる．疑問を感じたら，大学教養部での物理の教科書またはインターネットの「弦の振動」で検索してほしい．

(a) 基本振動　　　　　（b） 2倍振動

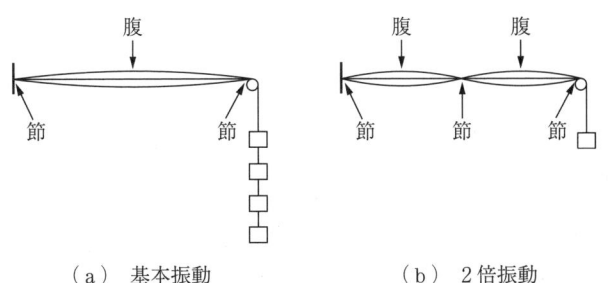

図6.4　振動を与えたときの弦の様子

図6.5のような装置で，テグスなどの弦を使って実験すると，腹の数などをかなりの数まで自在に変えることができる。

スピーカの振動部分に軽い針金を付けて振動する弦に引っかける。

スピーカ　　増幅器　　発振器

図6.5

6.9　弾性率・応力とひずみ・ヤング率・体積弾性率・剛性率（ずれ弾性率，せん断弾性係数）・ポアソン比での注意事項

弾性体に力を加えると「伸び」，「縮み」，「ずれ（ずり）」などの「ひずみ」が生じる。そのとき次式の関係がある。

　　　　応力（P [N/m^2]）＝弾性率（または弾性係数）×ひずみ

以下，代表的な弾性率5種類を示すが，フックの法則のみ，応力（力 [N] ÷面積 [m^2]）ではなく，(引く)(縮める)力（F [N]）であることに注意する必要がある。

6.10　フックの法則

最も単純なばねに関するフックの法則では，図6.6のように，引く力を F [N]（応力ではない），ひずみを単に伸び x [m]，ばね定数を k [N/m] とすると

$F = kx$

の関係がある。k の値が大きいほど伸びにくい。これがフックの法則である。

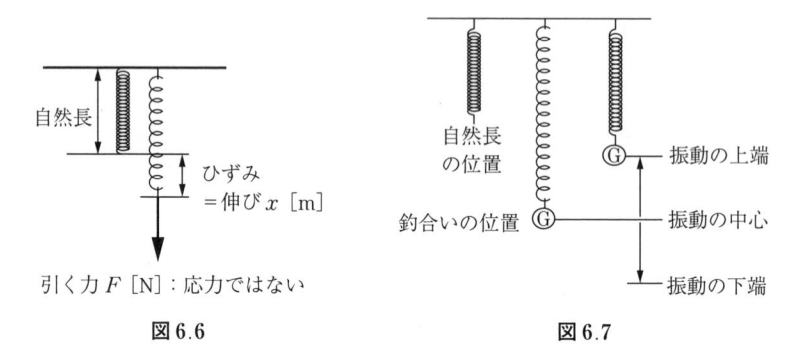

図6.6

図6.7

図6.7 のようなばね振り子では，振動の中心は「釣合いの位置」である。しかも，ここでは省略するが計算によると，質量 m [kg] の物体にかかる力の大きさ F は，振動の中心からの距離 x に比例して $F = kx$ となり，k はばね定数そのものである。これは，4.2 節で説明した単振動である。

したがって，振動の周期 T は，m をおもりの質量，k をばね定数とすると

$$T = 2\pi\sqrt{\frac{m}{k}} \ [\text{s}]$$

であり，振動数 $f = 1/T$ [Hz] である。

6.11 ばねに関する弾性エネルギー

弾性エネルギーは，ばねのエネルギー $E_\text{バ}$ をいう。

$$E_\text{バ} = \frac{1}{2}kx^2$$

ここで，1/2 というのは

$$F = kx \text{ から } E_\text{バ} = \int_0^x kx\,dx$$

で求めるが，図 6.8 の三角形の面積 S を求めるのと同じである。

エネルギーの種類は 5.2 節参照。

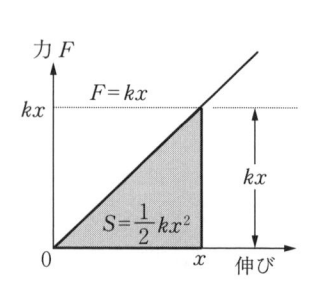

図6.8

6.12 ばねを並列にしたとき，直列にしたときのばね定数

式の導出過程は省略するが（高校物理の教科書または高校物理の参考書，またはインターネットの「ばねの接続」を調べてほしい），コンデンサの並列，直列と同じである。図6.9のように，ばね定数を k_1, k_2 とするとき，並列の場合は，強いばねになり

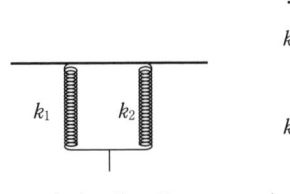

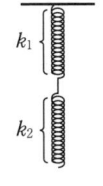

$$k = k_1 + k_2$$

図6.9 ばねの接続

(a) 並列　(b) 直列

同じばねを2本並列にすると，ばね定数は2倍になる。

直列の場合は，弱いばねになり

$$\frac{1}{k} = \frac{1}{k_1} + \frac{1}{k_2}$$

となり，同じばねを2本直列にすると，ばね定数は1/2になる。

6.13 ヤング率

ヤング（Young）という人の名前に由来している。物体の伸び縮みを示す図にはいろいろある。図6.10は，引き延ばして細くなった状態を極端に示している。一般的には図6.11で示される。

どの図においても

$$応力 \; P = 1\,\mathrm{m}^2\text{当たりの力} = \frac{力 F}{断面積 S} = E\frac{\Delta l}{l} \quad [\mathrm{N/m^2}]$$

E はヤング率（圧力と同じ単位 $[\mathrm{N/m^2}]$）

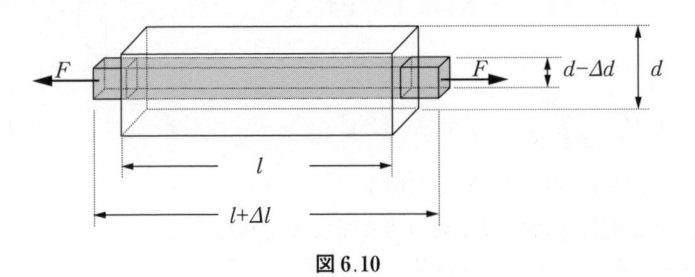

図6.10

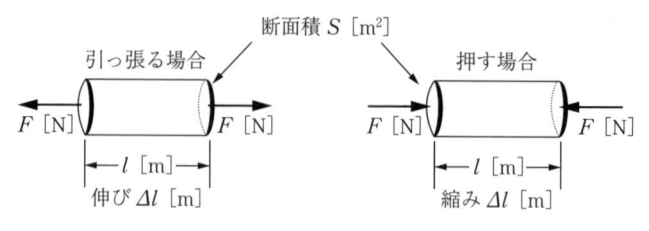

図6.11

図の場合のひずみ $= \Delta l/l$ である。

ヤング率 E の値が大きい物質ほど伸びにくい。応力 P はひずみ $\Delta l/l$ に比例する。ひずみ $\Delta l/l$ は応力 P に比例する。国家試験に出題されるのが**図6.12**の考え方である。図6.3のグラフの0A間に相当する。説明は複雑になるので省略するが，この間ではフックの法則が成立する。

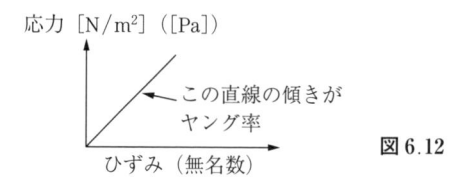

図6.12

6.14 体積弾性率

圧縮のしにくさを表すのが体積弾性率である。すなわち，体積 V の物体に圧力 P $[N/m^2]$（$[Pa]$）†をすべての面に加えたとき，体積が ΔV だけ変化（**図6.13**の場合は体積が減少）したとすると，この物体の体積弾性率 K $[N/m^2]$ は

$$ 圧力\quad P = K\frac{\Delta V}{V} \quad [N/m^2],\ [Pa] $$

で与えられる。

$$ 圧力 P = \frac{力 F}{面積 S} \quad [N/m^2],\ [Pa] $$

図6.13

であるので，単位は応力と同じである。

なお，体積弾性率は国家試験の過去問には見あたらない。

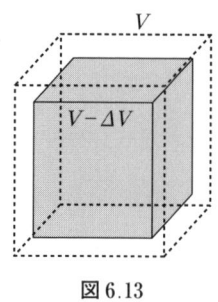

---

† $1\,N/m^2 = 1\,Pa$

6.15 剛性率（ずれ弾性率，せん断弾性係数）

ずれ（ずり）にくさを示すのがずれ弾性率である。すなわち，図6.14のように，面に平行な外力を F [N]，面の面積を S [m^2]，変形の角度を θ [rad]（せん断ひずみともいう）とすると，剛性率（ずれ弾性率）n は

$$\text{ずれ応力：せん断応力} P = \frac{F}{S} = n\theta \ [\text{N/m}^2]$$

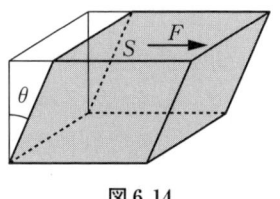

図6.14

で与えられる。n の値が大きい物質ほど変形しにくい。n の単位は [N/(m^2·rad)] または [rad] を省略して [N/m^2] とする。物体が硬い＝大きな剛性率である。

ずれ応力：せん断応力 P は面に**平行**であるが，ヤング率，体積弾性率での応力は面に**垂直**である。

一方，液体は，体積を変えるには固体と同じ程度の力を必要とするが，ずれに対しては自由に形を変えてしまうという不思議な性質を持つ。

6.16 ポアソン比

ポアソン（Poisson）という人の名前に由来している。物体を引っ張ったときの縦の伸びと横の縮みの関係から求められる定数である。前に示した図6.10のように，棒を引っ張った場合，長さが伸びるだけでなく幅も小さくなる。この伸びひずみと幅の減少率は，物質によって決まっており，ポアソン（Poisson）比と呼ばれる。長さが l から $l+\Delta l$ に伸びたとき，幅が d から $d-\Delta d$ に変化（図では細くなっている）したときのポアソン比 σ は

$$\sigma = \frac{\frac{\Delta d}{d}}{\frac{\Delta l}{l}} = \frac{\text{太さのひずみ}}{\text{長さのひずみ}} \ :\text{単位のない無名数}$$

と表される。問題演習 8 ヒントの式で，$k \geq 0$ とすると，$\sigma \leq 0.5$ が出てくる。

伸びに対して細くなりやすいゴムは σ が大きく，0.5程度。

伸びに対して細くなりにくい金属は σ が小さく，0.2程度。

6. 弦などを伝わる波の速さ，物体の変形

■■■■■■■■■■■■■　問題演習　■■■■■■■■■■■■■

1　8回-午後-問題75　　波動について正しいのはどれか。
a. 媒質各部の運動方向が波の進行方向と一致するものを横波という。
b. 無限に広い弾性体の中での伝搬速度は縦波の方が横波より速い。
c. 弦を伝わる横波の速度は弦の張力の平方根に比例する。
d. 一様な弾性体の棒の中では棒のヤング率が小さいほど縦波の伝搬速度は大きい。
e. 一般に波の伝搬速度は振動数に反比例する。

　　1. a, b　　2. a, e　　3. b, c　　4. c, d　　5. d, e

💡ヒント：6.1 〜 6.3 節より，波の速度は振動数に無関係である。

2　7回-午前-問題57　　正しいのはどれか。
a. 弾性体中には縦波と横波とが存在し得る。
b. 無限に広い弾性体中の縦波と横波とでは，進行速度は同じである。
c. 一様な弾性体の棒の中を伝わる縦波の進行速度は，ヤング率が小さいほど速い。
d. 弦を伝わる横波の進行速度は，弦を引っ張る張力が弱いほど速い。
e. 同一張力で張られた弦を伝わる横波の進行速度は，弦の線密度が小さいほど速い。

　　1. a, b　　2. a, e　　3. b, c　　4. c, d　　5. d, e

💡ヒント：6.1 節, 6.2 節を参照すると，bについては，鉄線を例にすると縦波は6000 m/s，横波は張力にもよるが数十 m/s 程度で縦波のほうがはるかに速い。
　　c, d, eについては

$$v_\text{横} = \sqrt{\frac{T}{\rho_\text{線密度}}}, \quad v_\text{縦} = \sqrt{\frac{E}{\rho_\text{密度}}}$$

を参照するとよい。

答　　1 3, 2 2

問　題　演　習　47

3　10回-午後-問題75　　誤っているのはどれか。
1. 波動を伝える物質を媒質という。
2. 弾性体では縦波と横波が存在し得る。
3. 波動の干渉は縦波と横波が重なることによって生じる。
4. 定常波には腹と節とがある。
5. 空気中を伝わる音波は縦波である。

参考：電磁波を伝える真空も媒質。固体は横波も縦波も伝える。液体は縦波と振幅の小さい横波やうねりを伝える。気体は横波を，真空は縦波を伝えない。

4　10回-午後-問題76　　超音波について正しいのはどれか。
a. 周波数領域が 16 Hz～20 kHz の音波である。
b. 干渉性はない。
c. 音響インピーダンスの異なる物質の境界では一部が反射する。
d. 周波数が高いほど指向性は鋭い。
e. 音波の強さは周波数の二乗に比例する。
1. a, b, c　2. a, b, e　3. a, d, e　4. b, c, d
5. c, d, e

ヒント：10.1 節の音響インピーダンス，10.2 節の波の強さ参照。

5　12回-午後-問題76　　正しいのはどれか。
a. 音波は横波である。
b. 音波は疎密波である。
c. 空気中の音速は気温によって変化する。
d. 空気中より液体中の方が音速が大である。
e. 固体中より空気中の方が音速が大である。
1. a, b, c　2. a, b, e　3. a, d, e　4. b, c, d
5. c, d, e

答　　　　　　　　　　　　　　　　　　　　3 3, 4 5, 5 4

6. 弦などを伝わる波の速さ，物体の変形

⑥ 14回-午後-問題75　図はある時刻の変位量を縦軸として左から右へ進む縦波を示している。波の進行方向の変位量を正としたとき，媒質の速度が0のところはどれか。

1. A, C, E
2. B, D
3. B, C, D
4. A, B, C, D, E
5. 存在しない

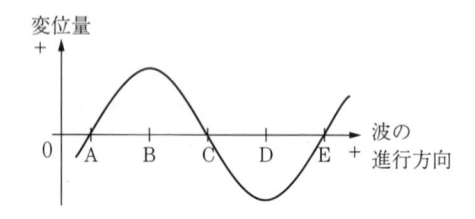

💡ヒント：6.5 節参照。圧力は「C」が最大，「A, E」が最小。速さは「A, C, E」が最大。

⑦ 18回-午後-問題76　波について正しいのはどれか。

a. 可視光は縦波である。　　b. エックス線は縦波である。
c. 音波は縦波である。　　　d. ガンマ線は横波である。
e. 電磁波は横波である。

1. a, b, c　　2. a, b, e　　3. a, d, e　　4. b, c, d
5. c, d, e

⑧ 7回-午前-問題51　正しいのはどれか。

a. 変形した物体の長さを変形前の長さで割った値をひずみという。
b. 弾性限度を超えてもひずみは応力に正比例する。
c. せん断応力を加えるとせん断ひずみが生じる。
d. せん断弾性係数はヤング率に比例する。
e. 荷重を取り除いたあとにも変形が残る性質を粘性という。

1. a, b　　2. a, e　　3. b, c　　4. c, d　　5. d, e

💡ヒント：せん断弾性係数＝ずれ弾性率 n，ヤング率 E，ポアソン比 σ の関係式は，$n = E/2(1+\sigma)$，体積弾性率 $\kappa = E/3(1-2\sigma) \geq 0$　∴ $\sigma \leq 0.5$ [49]

答　　⑥ 2，⑦ 5，⑧ 4

問題演習

⑨ 7回-午前-問題52　ポアソン比とは何か。
1. 応力とひずみとの比
2. せん断弾性係数と縦弾性係数との比
3. 丸棒を引っ張ったときに生じる直径方向のひずみと軸方向のひずみとの比
4. 単振動における振幅と振動数との比
5. ずり応力とずり速度との比

⑩ 9回-午後-問題72　一定の応力を受けた状態で材料が時間の経過とともにゆっくりとひずみを増す現象はどれか。
1. 弾性変形　2. 塑性変形　3. 延性変形　4. 粘性変形
5. クリープ

　ヒント：6.7節参照。延性とは材料を引っ張ったとき細長く伸びる性質をいう。さらに展性とは材料をたたく，または圧力を加えると，箔のように広がる性質をいう。
　金（ゴールド）は延性，展性に最も優れた材料である。そのうえ，金は錆びる（腐食する）ことがないので昔から珍重される。

⑪ 11回-午後-問題70（改）　長さ L，断面積 A が一様な丸棒の両端を力 F で圧縮したとき，長さが ΔL 短くなった。正しいのはどれか。
a. F を圧縮荷重という。
b. F/A を圧縮応力という。
c. 圧縮を中止しても，棒が元の長さに戻らない性質を塑性という。
d. 丸棒の中で一様に働く圧縮力は $2F$ になる。
e. $\Delta L/L$ をポアソン比という。
1. a, b, c　2. a, b, e　3. a, d, e　4. b, c, d
5. c, d, e

答　⑨ 3，⑩ 5，⑪ 1

12 12回-午後-問題69　応力について正しいのはどれか。

a. 作用する力と断面積の積が応力である。
b. 応力と圧力は同じ単位で表せる。
c. 面に平行な方向の応力をせん断応力という。
d. 弾性係数はひずみと応力との関係を表す。
e. 穴のあいた板を引っ張ったときに生じる応力はどこでも同じ値である。

1. a, b, c　　2. a, b, e　　3. a, d, e
4. b, c, d　　5. c, d, e

13 12回-午後-問題71　フックの法則について正しいのはどれか。

a. 塑性変形に対して成り立つ。
b. 線形弾性変形に対して成り立つ。
c. 応力はひずみに比例する。
d. 材料の体積が変わらないことを表す。
e. 材料の粘性を表す。

1. a, b　　2. a, e　　3. b, c　　4. c, d　　5. d, e

💡ヒント：塑性変形，線形弾性変形は 6.7 節参照。

答　　12 4,　13 3

14 **13回-午後-問題72**　軟鋼の引張試験を行ったところ、図のような応力-ひずみ曲線が得られた。正しいのはどれか。
a．直線OAの範囲にはフックの法則が適用できる。
b．直線OAの傾きをヤング率という。
c．BCの領域は塑性変形に含まれる。
d．Bまで引っ張った後、荷重を除くと同じ線をたどって原点に戻る。
e．Cの状態をクリープ変形という。 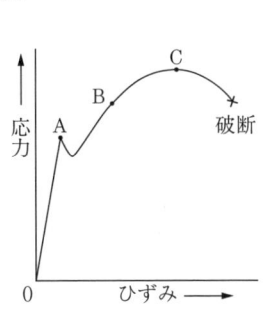
　1．a, b, c　　2．a, b, e　　3．a, d, e
　4．b, c, d　　5．c, d, e

💡ヒント：ひずみがC点より大きくなるとクリープ変形が生じる。

15 **15回-午後-問題72**　図の物体の上面（abfe）に外力Fを加えたところ、点線のようにせん断（ずり）変形した。正しいのはどれか。
a．面cdhgに作用する応力をせん断応力という。
b．せん断ひずみは$\dfrac{aa'}{ad}$で表される。
c．せん断応力はせん断ひずみに比例する。
d．Fを面adheの面積で割った値を垂直応力という。
e．Fを面abcdの面積で割った値をヤング率という。
　1．a, b, c　　2．a, b, e　　3．a, d, e　　4．b, c, d
　5．c, d, e

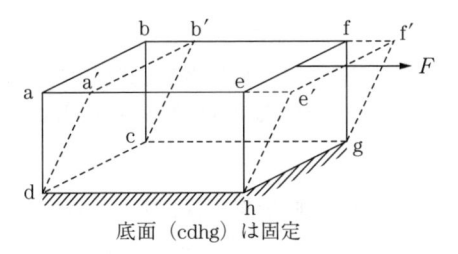

💡ヒント：θ（必ずrad単位でなければならない）が小さいとき
$$\theta \fallingdotseq \sin\theta \fallingdotseq \tan\theta = \dfrac{aa'}{ad} \cdots\cdots \boxed{6.6} \text{節参照}。$$

答　　　　　　　　　　　　　　　　　　　　　　　　　　14　1，15　1

6. 弦などを伝わる波の速さ，物体の変形

16　20回-午後-問題72　応力とひずみについて**誤っている**のはどれか。
1. 応力は単位面積あたりの力である。
2. ひずみは変形の割合を表すものである。
3. 荷重と同一の方向に現れるひずみを横ひずみという。
4. 縦方向と横方向のひずみの関係をポアソン比という。
5. ポアソン比は材料固有の値である。

17　21回-午後-問題71（改）　ステンレス鋼に張力を与えて破断するまでの応力-ひずみの関係について正しいのはどれか。
1. 応力を取り去れば変形が残らない最大限度を弾性限度という。
2. ひずみが応力に比例して増加する最大限度を比例限度という。
3. 降伏点より先では応力が増加するとひずみは著しく増大する。
4. 破壊点では張力が最大になる。
5. ひずみが最大となるときに応力は最大となる。

　ヒント：弾性限度も比例限度も図6.3の0-A間にあるが，両者を明確に区別できる実験は難しいといわれている。

18　ME18回-午前-問題27　図aのように，バネ定数 k のバネ2本を直列に接続しておもりをつり下げたとき，伸びは l であった。次に，このバネを図bのように並列に接続して，同じおもりをつり下げた場合，伸びは l の何倍になるか。いずれの場合もフックの法則が成り立つものとする。

1. 2　　2. 1　　3. $\dfrac{1}{2}$
4. $\dfrac{1}{\sqrt{2}}$　　5. $\dfrac{1}{4}$

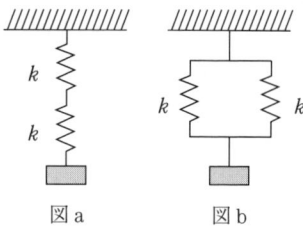

図a　　図b

答　　16　3．　17　1, 2, 3　18　5

問題演習 53

19 **21回-午後-問題72**　断面積 $50\,\mathrm{mm}^2$,長さ $2\,\mathrm{m}$ の鋼線に $5\,\mathrm{kN}$ の引張り荷重を加えたとき $1\,\mathrm{mm}$ 伸びた。鋼線のヤング率はどれか。

1. $5\,\mathrm{GPa}$　　2. $20\,\mathrm{GPa}$　　3. $50\,\mathrm{GPa}$　　4. $200\,\mathrm{GPa}$
5. $500\,\mathrm{GPa}$

💡ヒント：[mm] を [m] に，[kN] を [N] に，[GPa] を [Pa] に直す。
6.13 節参照。$[\mathrm{Pa}] = [\mathrm{N/m}^2]$ である。

20 **ME21回-午前-問題39**　鉄のヤング率（応力とひずみの比）は約 $2 \times 10^{11}\,\mathrm{N/m}^2$ である。長さ $10\,\mathrm{m}$，断面積 $1\,\mathrm{cm}^2$ の鉄棒に $100\,\mathrm{kg}$ の分銅をつるすと，その伸びはほぼ何 mm か。

1. 0.05　　2. 0.5　　3. 2　　4. 5　　5. 20

答　　　　　　　　　　　　　　　　　　　　　　　　　　19 4, 20 2

7章　気体, 流体

7.1　ボイル・シャルルの法則

図7.1において、T_0, Tの単位は必ず[K]（ケルビン）とする。圧力と体積は、変化前後（式の左辺、右辺）で同じ単位であれば何でもよい。

きわめて単純な表現をすると、次式で表される「ボイル・シャルルの法則（状態方程式）が成り立つ気体を理想気体という」。

$$\frac{P_0 V_0}{T_0} = \frac{PV}{T}$$

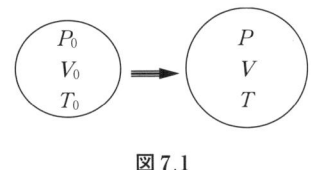

図7.1

7.2　状態方程式と気体定数 R

簡単のために気体は1 molとする†。

上記のボイル・シャルルの法則でP_0, V_0, T_0を標準状態と仮定する。標準状態の表し方には、いくつかあるが大きく分けて2つある。

定義1　　$P_0 = 1$ atm,　$V_0 = 22.4\ l$,　$T_0 = 273$ K

定義2　　$P_0 = 1$ atm $= 1.013 \times 10^5$ N/m^2
　　　　　　$V_0 = 22.4\ l = 22.4 \times 10^{-3}$ m^3,　$T_0 = 273$ K

したがって、標準状態にあっては

$$\frac{P_0 V_0}{T_0} = R$$

---

†　1 molとは、気体・液体・固体における6.02×10^{23}個（アボガドロ数）の分子または原子の集団をいう。標準状態の気体では22.4 l中に6.02×10^{23}個の分子または原子を含んでいる。

は定数である。定数 R を気体定数といい，定義1，2に従って計算すると

定義1では　　$R = \dfrac{P_0 V_0}{T_0} = \dfrac{1 \times 22.4}{273} = 0.08205 ≒ 0.082 \ [\text{atm} \cdot l/(\text{mol} \cdot \text{K})]$

定義2では　　$R = \dfrac{P_0 V_0}{T_0} = \dfrac{1.013 \times 10^5 \times 22.4 \times 10^{-3}}{273} = 8.311$

$≒ 8.31 \ [\text{J}/(\text{mol} \cdot \text{K})] \ [\text{N} \cdot \text{m}/(\text{mol} \cdot \text{K})]$

定義2での気体定数 8.31 は，後述の浸透圧でも出てくるので注意する。

さて，ボイル・シャルルの法則を書き換えると

$$\dfrac{PV}{T} = \dfrac{P_0 V_0}{T_0} = R \quad \therefore \quad PV = RT$$

これが状態方程式である。n [mol] では $PV = nRT$ となる。

7.3　浸透圧 P または Π

浸透圧とは，図 7.2 のように，半透膜をはさんで純水または純溶媒と溶液を置いたとき，純水または純溶媒が溶液に向かって浸透するときの圧力をいう。

浸透圧 P または Π（パイと読む）は次式で与えられる。

$P \ [\text{N/m}^2] \times V \ [\text{m}^3] = \Pi \ [\text{N/m}^2] \times V \ [\text{m}^3]$
　　　　　　 $= n \ [\text{mol}] \times R \ [\text{J}/(\text{mol} \cdot \text{K})] \times T \ [\text{K}]$

　　　　　　……ファントホッフの式

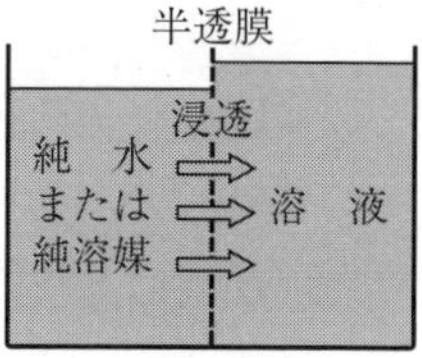

したがって，浸透圧 P は

図 7.2

$$P = \Pi = \dfrac{n}{V} \ [\text{mol/m}^3] \times R \ [\text{J}/(\text{mol} \cdot \text{K})] \times T \ [\text{K}]$$

$\dfrac{n}{V}$ [mol/m^3] は 1 m^3 当たりのモル濃度
または
半透膜の両側が濃度の異なる溶液の場合は，そのモル濃度差

状態方程式と同じ形をしているのは，どちらも分子運動の結果であると説明されている。$PV = nRT$ は，気体分子運動論から導かれる。

56   7. 気　体，流　体

【例題】 (18回-午後-問題84)　細胞膜の両側で5気圧（$5\times1.013\times10^5\,\mathrm{N/m^2}$）の浸透圧を生じる濃度差はいくらか。ただし，気体定数 $R=8.31\,\mathrm{J/(mol\cdot K)}$，温度 310 K とする。

〔答〕　モル濃度差は $\dfrac{n}{V}$ であるので

$$P=\Pi=\dfrac{n}{V}\,[\mathrm{mol/m^3}]\times R\,[\mathrm{J/(mol\cdot K)}]\times T\,[\mathrm{K}]$$

より

$$5\times1.013\times10^5=\dfrac{n}{V}\times8.31\times310$$

$$\therefore\ \dfrac{n}{V}=196\,\mathrm{mol/m^3}$$

7.4　1 atm（気圧）とは

$5\times10^6\,\mathrm{N/m^2}$ は何気圧かなどの問題では，下記のように並んだ数字，文字をそのまま分数式にすればよい。

下記の式を確実に書けるよう繰り返して覚えること

$\underline{1\,\mathrm{atm}}=760\,[\mathrm{mmHg}]\,[\mathrm{Torr}]=76\,\mathrm{cmHg}=1.0\,\mathrm{kgf/cm^2}=10\,\mathrm{mH_2O}$
　　　　　　$=1\,000\,\mathrm{cmH_2O}=\underline{1\times10^5\,\mathrm{N/m^2}}=1\times10^5\,\mathrm{Pa}$
$\underline{P\,[\mathrm{atm}]}$　　　　　　　　　　　　$\underline{5\times10^6\,\mathrm{N/m^2}}$

（専門学校で学ぶ）化学で用いられる計算はほとんどが次式のような比例計算である。アンダーラインの数値，文字の位置をそのままにして分数式を作ると

$$\dfrac{1}{P}=\dfrac{1\times10^5}{5\times10^6}$$

これを解くと，$P=5\times10$ atm。1 atm の正確な値は
$1\,\mathrm{atm}=13.6\,[\mathrm{kg}/l]\times1\times0.76\times10^3\,[l]\times9.8\,[\mathrm{m/s^2}]/1\,[\mathrm{m^2}]=1.013\times10^5\,\mathrm{N/m^2}$
　　　　$=13.6\,[\mathrm{g}\,重/\mathrm{cm^3}]\times1\times76\,[\mathrm{cm^3}]/1\,[\mathrm{cm^2}]=1\,033\,\mathrm{g}\,重/\mathrm{cm^3}=1\,033\,\mathrm{cmH_2O}$
であるが，正確な数値を入れる場面は，前出の気体定数を決めるときぐらいである。国家試験では，$1\,\mathrm{atm}=1\times10^5\,\mathrm{N/m^2}=1\,000\,\mathrm{cmH_2O}$ としてよい。

7.5 パスカルの原理

臨床工学では，ピストンの質量を無視，ピストンの高さを同じとして出題される。

図7.3の場合

$$P = \frac{F_1}{S_1} = \frac{F_2}{S_2}$$

が成り立つ。

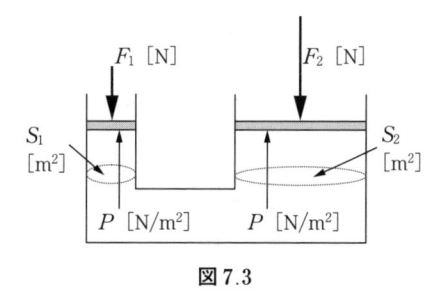

図7.3

7.6 圧力と力，仕事

次に示す関係式は，問題解法上において大変便利である。

仕事 W [J]，力 F [N]，距離 d [m] の関係は

$W = Fd$ [J]（[N·m]）

力 F [N]，圧力 P [N/m^2]，断面積 S [m^2] の関係は

$F = PS$ [N]

である。

図7.4において次式が成り立つ。

圧力がする仕事 = 力がする仕事 = $Fd = PSd = P \times \Delta V$ [J]

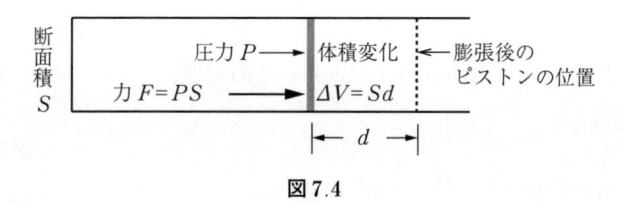

図7.4

7.7 水銀マノメータで使われる関係式

次節のベルヌーイの定理で，$v_1 = v_2 = 0$，$h_1 = 0$，$h_2 = h$ と置くと

$P_1 = P_2 + \rho g h$

となる。覚えていて損はない式である。

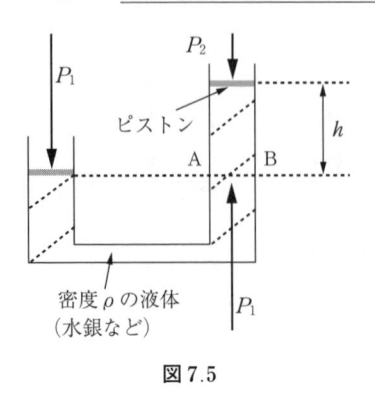

図7.5において，ピストンの断面積を S とすると，AB 面における力の釣合いより，上記の式を導くことができる。

$$P_1 S = P_2 S + \rho h S g$$

したがって

$$P_1 = P_2 + \rho g h$$

となる。

図7.5

7.8 連続の式およびベルヌーイの定理

連続の式とは，縮んだり膨張しない，密度が一定な流体で漏れがないとき，任意の断面を通過する流量（体積）は一定であることを示している。

ベルヌーイの定理は，粘性のない完全流体で成立する。

図7.6において，連続の式…式の意味するところは下の面を流れる流体量（体積 $v_1 S_1$）＝上の面を流れる流体量（体積 $v_2 S_2$）である。これを式で示すと

$$v_1 S_1 = v_2 S_2$$

連続の式，仕事の定義，力学的エネルギーを使って計算すると次式（ベルヌーイの定理）が導かれる。導出過程については高校物理の教科書または大学教養部の物理またはインターネットの「ベルヌーイの定理」で検索してほしい。

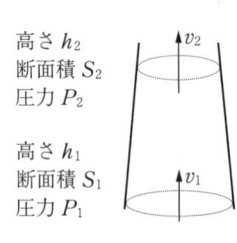

高さ h_2
断面積 S_2
圧力 P_2

高さ h_1
断面積 S_1
圧力 P_1

図7.6

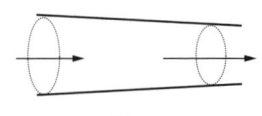

$$P_1 + \frac{1}{2}\rho v_1^2 + \rho g h_1 = P_2 + \frac{1}{2}\rho v_2^2 + \rho g h_2$$

図7.7のように，管が横になると，ベルヌーイの式の h の項を書かなくてもよくなる。すなわち

$$P_1 + \frac{1}{2}\rho v_1^2 = P_2 + \frac{1}{2}\rho v_2^2$$

となる。流速が大きいと圧力は低くなる。

図7.7

完全流体に近いのは液体ヘリウム、粘性率が小さい空気、水、エタノールである。しかし、空気や水は、後述のポアズイユの式では粘性流体として扱う。空気や水は完全流体でもあり粘性流体でもある。あっちへ行ったりこっちに来たり忙しい流体であるが、計算（理論）と測定が、ほぼ一致すればよい。要するに、流体力学においては理論と実測が完全に一致する理論はない。しかも理論と実測が、ほぼ一致する理論は数えるほどしかない。流体力学は、コンピュータによる膨大な計算と実験式によって成り立っているのが現状である。

7.9 レイノルズ数 Re

レイノルズ数 Re の定義は次式で表される。感覚でなく数値で流れを表現している。レイノルズ数とは、実験的に見いだされた数値である。

$$Re = \frac{\rho L V}{\mu}$$：無名数（単位はなく数字のみ）

V：流体の速度［m/s］、L：特性長さ［m］（管の直径）、μ：粘度または粘性係数または粘性率［Pa･s］、（サラサラした液体の μ は小、ねばねばした液体の μ は大）、ρ：密度［kg/m^3］

水道の蛇口の栓を絞って少量の水を出すと、きれいな流出液柱が見られる。しかし、栓を大きく開いて多量の水を出すと、乱れた流れになってしまう。前者の流れを層流といい、後者の流れを乱流という。

1883年にレイノルズは、管内の層流、乱流について、物理学史上で最初の明確な実験を行った。その結果を図 7.8 に示す。層流から乱流への移行を遷移

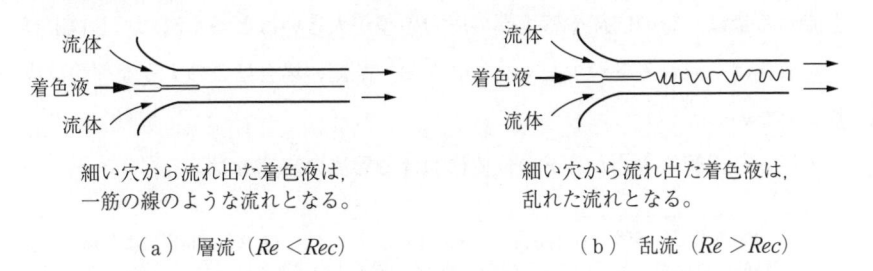

流体
着色液
流体

細い穴から流れ出た着色液は、
一筋の線のような流れとなる。

（a）層流（$Re < Rec$）

流体
着色液
流体

細い穴から流れ出た着色液は、
乱れた流れとなる。

（b）乱流（$Re > Rec$）

図 7.8 層流、乱流

という。この遷移が起きる限界を示すのが臨界レイノルズ数で Rec と表す。

円管内の流れの場合，Rec は約 2 300 程度である。ある流体のレイノルズ数 Re が臨界レイノルズ数 Rec より小さいとき，その流れは層流で，逆に，ある流体のレイノルズ数 Re が Rec より大きいとき，その流れは乱流である。

7.10 ポアズイユの式

流体の流量を示す式で層流のときに成立する。

粘性流体（空気，水，血液，血漿など）を，図 7.9 のように上流から下流に流す場合，管（血管，気管など）内が層流であれば，粘性（摩擦）による損失（ブレーキ）のため，圧力は下流ほど低くなる。静脈や毛細血管内の血流は，ほぼ層流として扱う場合が多い。ポアズイユの式[†1]では，粘性流体を管に流す場合，上流-下流間の圧力差を考慮した流量を次式で表している。

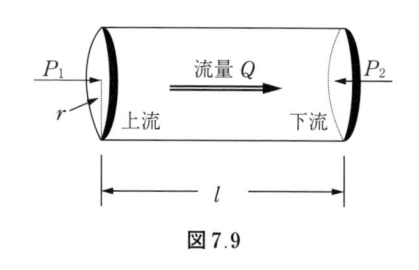

$$Q = \frac{\Delta P \cdot \pi r^4}{8\mu l}$$

Q：1 秒当たりの流量 [m³/s]，ΔP：管両端の圧力差 = $P_1 - P_2$ [Pa]，
r：管の半径[†2] [m]，μ：粘性率 [Pa·s]，l：管の長さ [m]

これは，流量は管両端の圧力差（上流側の圧力 − 下流側の圧力）と管の半径の 4 乗に比例し，粘性率に反比例することを示している。言い換えると，管内を流れる量は，管の内径や管両端の圧力の差が大きいほど多く流れ，ドロドロした液体は，流れる量が少なくなる。なお，乱流の場合はこのような理論は成り立たない。

半径 a の円管，中心から r の位置における層流の流速 u は

[†1] 1839 年にハーゲン（G. Hagen），1840 年にポアズイユ（J. Poiseille）により別々に実験的に見いだされたので，ハーゲン・ポアズイユの式とも呼ばれている。
[†2] レイノルズ数の式における L は管の<u>直径</u>を示し，ポアズイユの式における r は管の<u>半径</u>を示していることに注意したい。

$$u = \frac{\Delta P}{4l\mu}(a^2 - r^2)$$

である。

この式を矢印のグラフで示すと**図7.10**のようになる。これらをまとめると，**表7.1**のようになる。

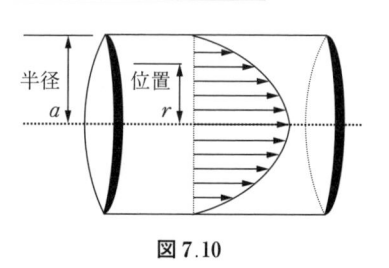

図7.10

表7.1 層流，乱流での速度分布

層流での速度分布	乱流での速度分布
カーブは二次関数。 円管に接する部分の速度はゼロである。	円管の中心に近い部分は速度は同じである。乱流で速度の向きが変化するはずなのに，同じ速度とはなぜだろうという疑問がわくが，図の矢印は，右に向かう平均の速度であるので，図のように描く。円管に接する部分の速度はゼロである。

7.11 ニュートン流体に関する予備知識

・粘性係数が温度・流速によらず，一定な流れである。
・例としては……空気，水，油，グリセリン，血漿，血清
　　　　　　血漿は血清とフィブリノゲンからできている。
・化学構造の比較的簡単な低分子流体は，ほとんどニュートン流体である。
・ニュートン流体でも，レイノルズ数が大きくなると乱流となる。
・2枚の板の間に流体を満たした場合を考えよう。2枚の板はともに面積 S [m²] とする。下板は速度＝0 m/s で静止している。上板は速度 U [m/s] で右向きに動き，右向きに F [N] の力がかかっている。1 m² 当たりの力をずれ応力（ずり応力）$\tau_0 = \dfrac{F}{S}$ [N/m²] という。ずれ応力 τ の単位は圧力の単位に等しいことに注目したい。

7. 気体，流体

6.15 節にあるように，固体では

$$\text{ずれ応力}\, P\, [\text{N}/\text{m}^2] = \text{せん断応力}\, P\, [\text{N}/\text{m}^2] = \frac{F}{S}\, [\text{N}/\text{m}^2]$$

で表したが，流体では

$$\text{ずれ応力}\, \tau_0 = \frac{F}{S}\, [\text{N}/\text{m}^2]$$

のように τ（タウ）を使う。

ここでは，最も理解しやすい，層流クエット流れについて説明する。

図7.11 において注目すべき点は

・面積 $S\, [\text{m}^2]$ の板の速度 $U\, [\text{m/s}]$ ＝板に接する流体の速度 $U\, [\text{m/s}]$

・（板にかかる）ずれ応力 $\tau_0 = \frac{F}{S}\, [\text{N}/\text{m}^2]$ ＝（流体にかかる）ずれ応力 $\tau_0\, [\text{N}/\text{m}^2]$

図において

$$\text{速度勾配}\, \frac{du}{dy} = \frac{u}{y} = \frac{U}{h}$$

をずれ速度（ずり速度）という。

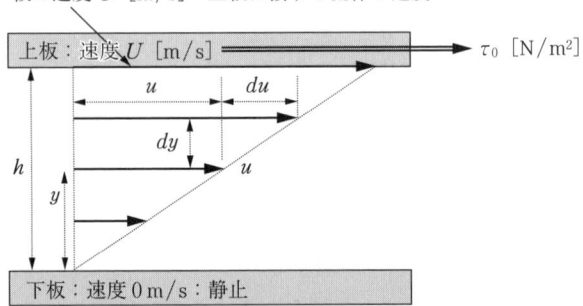

図7.11　「層流クエット流れ」の模式図

注：誤解しやすい「ずれ速度」について

「ずれ速度」を図7.11 の u と思い込みやすいが（じつは筆者自身も，そう思っていた），これは間違いである。速度と書いてあっても，普通に使われる速さの意味の速度ではない。$\frac{du}{dy}$ の単位は $[1/\text{s}]$ であって，速さの単位 $[\text{m/s}]$ とは異なる。したがって，物理学，流体力学の多くの書籍は「速度勾配」を使っている。

7.12 層流クエット流れの特徴とニュートン流体

（1） 図7.11のように，流体速度は直線的変化で増加している。
（2） 国家試験の範囲内では，層流クエット流れの流体＝ニュートン流体としてよい。ニュートン流体は国家試験に出題されたことがある。
（3） ニュートン流体とは，ずれ応力 τ_0 [N/m^2] が流体の速度の変化率（速度勾配＝ずれ速度）に比例し，比例定数が粘性係数（粘性率）μ [Pa·s] である流体をいう。粘性係数（粘性率）μ が，温度，速度によらず一定な流体でもある。これを式で示すと次式となる。

$$\tau_0 = \mu \frac{U}{h}$$

さらに，下板から y [m] の位置で，流体速度 u [m/s]，ずれ応力 τ [N/m^2] の定義式は次式となる。

$$\frac{F}{S} = \tau = \mu \frac{du}{dy}$$

ところが，層流クエット流れの場合は，図から導かれる関係式より

$$\frac{F}{S} = \tau = \mu \frac{du}{dy} = \mu \frac{u}{y} = \mu \frac{U}{h}$$

となり τ_0 に等しい。したがって，クエットの流れでは，どこでも，ずれ応力は等しい。すなわち，どの位置においても $\tau = \tau_0$ である。

章末の問題演習 27 などを解くために，式を解釈すると，ずれ応力 τ は速度勾配（ずれ速度）$\frac{u}{y}$ または $\frac{U}{h}$ に比例する。

（4） ニュートン流体とは，層流のときに「ずれ応力が速度勾配＝ずれ速度に比例する流体」でもある。

7.13 非ニュートン流体

非ニュートン流体は国家試験に出題されたことがある。
・粘性係数が，温度・流速に依存する流れ。
・例として……塗料，印刷インク，牛乳・マヨネーズなどのコロイド溶液，高分子液体，血液（赤血球）。

- 複雑な内部構造を持つ流体は，ほとんど非ニュートン流体である。
- 非ニュートン流体でも，レイノルズ数が小さくなると層流となる。
- 図 7.12 のように，2 枚の板の間に流体を満たした場合，層流クエット流れと異なり，速度変化が直線的ではない。

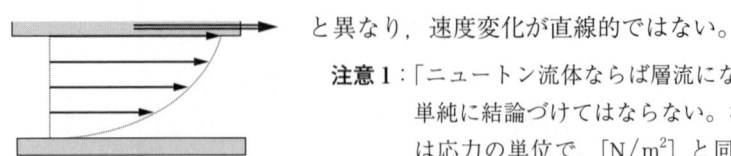

注意 1：「ニュートン流体ならば層流になる」などと単純に結論づけてはならない。なお，[Pa] は応力の単位で，[N/m²] と同じ意味を持つ。

図 7.12

注意 2：流体に関する有名な方程式はナビエ・ストークスの式といわれる。偏微分方程式であるため数学的な解が得られる場合は少なく，実験とコンピュータ解析を組み合わせて実用化されているのが現状である。数学的な解が得られる場合は「平行流（一方向の流れ）」「ポアズイユの流れ（管内層流）」「層流クエット流れ」などに限られている。

7.14 定 常 流

　定常流とは，時間に関係なく状態が変わらない流れで，流体の流れのすべての点における速度，圧力，密度などが時間的に変化しない流れをいう。流線が一定で，乱れない層流でもある。
- 完全流体で定常流ならばベルヌーイの定理が成立する。逆にベルヌーイの定理が成立するなら完全流体で定常流である。
- 定常流ならばポアズイユの式が成立する。ポアズイユの式が成立するならば定常流である。
- 定常流ならば連続の式が成立する。逆に，連続の式が成立するならば定常流であるとはいい切れない。乱流でも平均的には連続の式が成立する。
- ポアズイユの式が成立しても，ベルヌーイの定理はかならずしも成立しない。ポアズイユの式は粘性がある場合に成立する。ベルヌーイの定理は，粘性のない完全流体で，定常流のときに成立する。

問題演習

[1] **9回-午後-問題74**　粘性率 1×10^{-3} Pa·s の粘性流体が内径 1 cm のまっすぐな円筒管内を流速 10 cm/s で流れている。これと相似な流れはどれか。ただし、流体の密度はすべて等しいとする。

1. 粘性率 1×10^{-3} Pa·s, 管内径 2 cm, 流速 20 cm/s
2. 粘性率 1×10^{-3} Pa·s, 管内径 0.5 cm, 流速 5 cm/s
3. 粘性率 2×10^{-3} Pa·s, 管内径 0.5 cm, 流速 10 cm/s
4. 粘性率 2×10^{-3} Pa·s, 管内径 1 cm, 流速 20 cm/s
5. 粘性率 2×10^{-3} Pa·s, 管内径 2 cm, 流速 20 cm/s

💡ヒント：内径＝管の内側の直径＝（レイノルズ数における）L である。
相似な流れとは、レイノルズ数 Re が同じ流れのことをいう。これをレイノルズの相似法則という。大きな川の流れを、そのまま実験室で行うことは不可能である。しかし、レイノルズの相似法則によると「レイノルズ数 Re が同じ小さな実験施設で実験しても、結果は同じである」ことを示している。流体力学を研究する研究者にとっては大変便利な法則である。

[2] **19回-午後-問題73**　図のような水槽の穴から出る水の速度 v はどれか。ただし、水の密度を ρ、重力加速度を g とし、水の粘度は無視できるものとする。

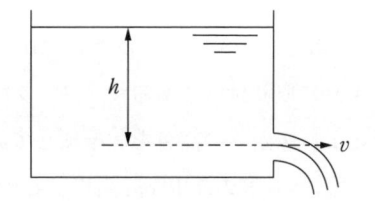

1. $2\sqrt{gh}$　2. $\sqrt{2gh}$　3. $\sqrt{2\rho gh}$　4. $2gh$　5. $2\rho gh$

💡ヒント：トリチェリーの定理で考えるか、少し難しいがベルヌーイの定理で考えよ。

答　　　　　　　　　　　　　　　　　　　　　　　　[1] 4, [2] 2

7. 気体，流体

3 13回-午後-問題74　図A，図Bにおいて同じ流体が同一流速で定常的に流れているとき，それぞれ圧力 P_A, P_B を得た。流れの運動エネルギーを示すのはどれか。

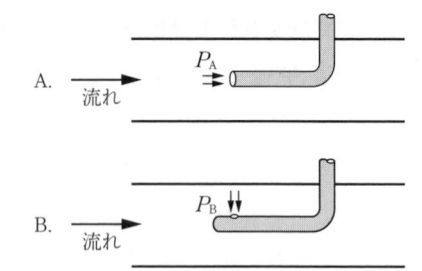

1. $P_A + P_B$　　2. $P_A - P_B$
3. $P_A \times P_B$　　4. $P_A \div P_B$　　5. $P_B \div P_A$

💡ヒント：流れAも，流れBも図の左のほうでのベルヌーイの式は同じである。したがって，流れAにおける細管の口の部分のベルヌーイの式と，流れBにおける穴の部分のベルヌーイの式は，次式のように等号で結ばれる。高さ $h=0$ とすると式は簡単になる。

$$P_A + \frac{1}{2}\rho \times 0^2 = P_B + \frac{1}{2}\rho \times V^2$$

$$\therefore \ P_A - P_B = \frac{1}{2}\rho \times V^2 = 運動エネルギー$$

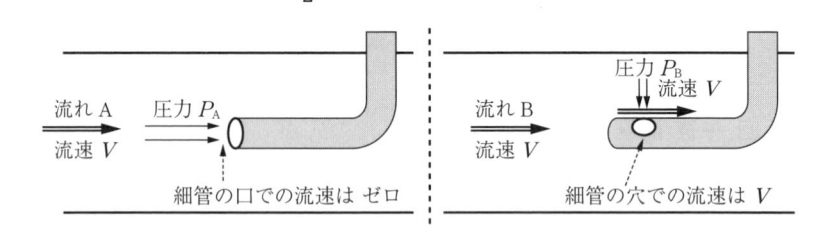

---

4 11回-午後-問題74（改）　ベッド上の患者の中心静脈圧（CVP）を，ベッドとは別の専用台に取り付けてあるマノメータ（ここでは，単純に静脈圧測定装置と考えよ。床からの高さを一定にしてある）で測定したところ $10\ cmH_2O$ であった。ベッドのみ $10\ cm$ 高くすると（患者の位置も $10\ cm$ 高くなる），CVPの測定値は何 cmH_2O になるか。

1. -20　　2. -10　　3. 0　　4. 10　　5. 20

参考：CVPは central venous pressure の略称。これに関する問題が，最近も出題されているので，CVP，マノメータを軽視しないほうがよい。

答　　3 2, 4 5

問 題 演 習　67

⑤ **18回-午後-問題74**　図のように内径が変化する管に水銀マノメータをつないだ。水銀の液面差 h について正しいのはどれか。ただし，管の太い部分と細い部分の静圧を P_1, P_2, 流速を v_1, v_2 とする。

1. $P_1 - P_2$ に比例する。
2. P_2 に反比例する。
3. $v_1 - v_2$ に比例する。
4. v_1 に比例する。
5. v_2 に反比例する。

💡ヒント：7.7 節の水銀マノメータ参照

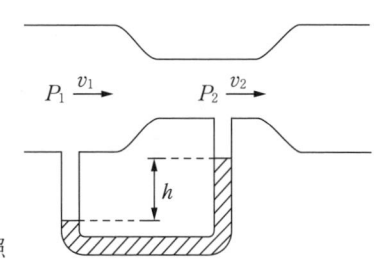

⑥ **ME24回-午前-問題32**　流体力学に関する説明で**誤っている**ものはどれか。

1. レイノルズ数は粘性と同じ単位をもつ。
2. 層流は流れにおいて流線が交さしない。
3. ベルヌーイの定理は粘性のない流体で成立する。
4. 粘性率は流体の流れにくさを表す物性値である。
5. ニュートン流体では流れの状態によらず，粘性率が一定である。

⑦ **21回-午後-問題74**　図のように断面積が半分になる流路がある。断面Aから断面Bに流れるときAと比較したBでの流速と静圧で正しいのはどれか。

1. 流速は遅く，静圧は高くなる。
2. 流速は遅く，静圧は低くなる。
3. 流速は速く，静圧は高くなる。
4. 流速は速く，静圧は低くなる。
5. 流速は速くなり，静圧は変化しない。

💡ヒント：7.8 節参照。管が細い⇒流速は速い⇒圧力は低い，と考えてよい。

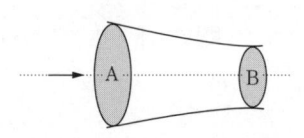

答　　　　　　　　　　　　　　　　　　　　　　　　　⑤ 1，⑥ 1，⑦ 4

7. 気体，流体

⑧ 19回-午後-問題74　図の円管内を液体が流れる場合，内径20 mmの断面Aでの平均速度が5 cm/sのとき，内径10 mmのBの断面における平均速度 v はどれか。

1. 5 cm/s　　2. 8 cm/s
3. 10 cm/s　　4. 15 cm/s
5. 20 cm/s

💡ヒント：7.8節参照。連続の式の応用である。

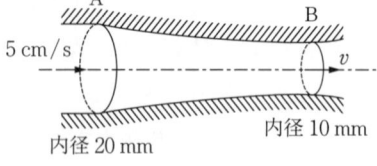

⑨ ME19回-午前-問題30　完全流体が水平に置かれた管に定常流となって流れている。a，b，c点の静圧の正しい関係はどれか。

1. a＜b＜c　　2. a＝b＝c
3. a＞b＞c　　4. a＞b＝c
5. a＝b＜c

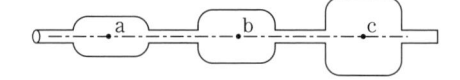

💡ヒント：連続の式，ベルヌーイの定理の応用であるが，管が太い⇒流速は遅い⇒圧力が高い，と考えてよい。

⑩ 20回-午後-問題75　円管内をニュートン流体が層流を保ちながら左から右に流れている。この場合の流速分布はどれか。

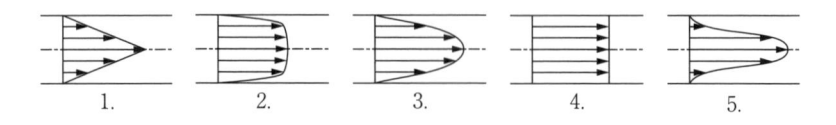

💡ヒント：表7.1の層流，乱流の流れのベクトルを参照。乱流は2である。

答　⑧ 5，⑨ 1，⑩ 3

問　題　演　習

11 **ME18回-午前-問題38**　次の組合せで関連のうすいものはどれか。

1. ボイル・シャルルの法則――層流
2. ベルヌーイの定理――――流れのエネルギー
3. アルキメデスの原理―――浮力
4. 臨界レイノルズ数――――乱流
5. ポアズイユの法則――――粘性抵抗

12 **ME19回-午前-問題39**　圧力 1.0×10^5 Pa の大気圧で，注射器内に空気を $12\,\mathrm{cm}^3$ 入れ，先端を閉じてピストン部をゆっくり引き出し，空気の体積を $16\,\mathrm{cm}^3$ にした。内部の圧力は何 Pa になるか。ただし，空気の温度変化はないものとする。

1. 0.25×10^5　　2. 0.40×10^5　　3. 0.60×10^5　　4. 0.75×10^5
5. 0.80×10^5

💡ヒント：7.1 節参照。T は一定。

13 **ME23回-午前-問題33**　0 ℃，1気圧の空気 $1\,l$ を図のようなピストンに入れ，加熱した。加熱によって圧力が2気圧，温度が 546 ℃ になった。このとき，空気の体積は何倍になるか。

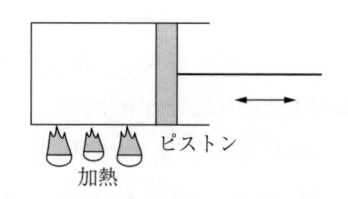

1. 0.5　　2. 1.0　　3. 1.5　　4. 2.0　　5. 3.0

💡ヒント：7.1 節参照。温度の単位を [K] とする。

答　　　　　　　　　　　　　　　　　　　　　11　1，12　4，13　2

70   7. 気　体，流　体

[14] **ME26回-午前-問題60**　1 atm（気圧）で7 000 l の酸素を等温で圧縮して150 atm（気圧）にすると，その体積はおよそ何 l になるか。

　　　1. 3.5　　2. 10　　3. 21　　4. 40　　5. 47

　　　💡ヒント：「等温で等圧」とは「T を一定にして圧縮」のことである。

[15] **11回-午後-問題75**　レイノルズ数について**誤っている**のはどれか。

　　1. 流速に比例する。
　　2. 粘性率に反比例する。
　　3. 密度に比例する。
　　4. 層流から乱流に移行するときの値を臨界レイノルズ数という。
　　5. 臨界レイノルズ数は約100である。

[16] **19回-午後-問題84**　直径1 cmの大動脈内の血流速度が50 cm/sであるときのレイノルズ数はどれか。ただし，血液密度は 1.05×10^3 kg/m³，血液の粘性率は 3×10^{-3} Pa·s とする。

　　　1. 1 000　　2. 1 250　　3. 1 500　　4. 1 750　　5. 2 000

　　　💡ヒント：7.9 節参照。単位に注意する。

[17] **20回-午後-問題78**　ある容器に体積 1 l の理想気体が圧力10 kPa，温度27℃で閉じ込められている。温度を227℃まで上げて体積を 2 l にしたとき，容器内のおおよその圧力はどれか。

　　　1. 0.42 kPa　　2. 0.83 kPa　　3. 4.2 kPa　　4. 8.3 kPa　　5. 42 kPa

　　　💡ヒント：7.1 節参照。温度の単位を [K] とする。

[18] **21回-午後-問題78**　変形しない容器に空気を密封し27℃から57℃に加熱したときの圧力の変化はどれか。

　　　1. 0.9倍　　2. 1.1倍　　3. 1.5倍　　4. 1.8倍　　5. 2.1倍

答　　　　　　　　　　　　　　　　　　　　　[14] 5，[15] 5，[16] 4，[17] 4，[18] 2

問題演習

19 ME18 回-午前-問題 40　　最も小さな圧力を表しているものはどれか。
1.　1 kPa　　2.　1 cmH$_2$O　　3.　1 mmHg　　4.　1 Torr
5.　1 kgf/cm^2

　ヒント：7.4 節によると，1 kPa≒1/100 atm，1 cmH$_2$O≒1/1000 atm，
1 mmHg＝1 torr＝1/760 atm，1 kgf/cm^2≒1 atm　　∴ 2 が正しい。

20 ME20 回-午前-問題 27　　パイプに粘性のある液体を流した。パイプの長さを変えないで内半径を 1/2 にしたとき，流量を一定に保つためには両端の圧力差を何倍にしなければならないか。ただし，流れは層流とする。
1.　2　　2.　4　　3.　8　　4.　16　　5.　32

　ヒント：1/2 の 4 乗，$(1/2)^4 = 1/16$。よって圧力差は 16 倍。

21 ME21 回-午前-問題 27　　100 mmHg の圧力が 100 cm^2 の面に加えられたとき，この面に加わる荷重は何 kg 重になるか。
1.　1.36　　2.　7.60　　3.　10.00　　4.　13.60　　5.　76.00

　ヒント：右図の円柱の水銀の重さから求めるのが簡単。
$100 \times 10 \times 13.6 = 13.6 \times 10^3$ g＝13.6 kg ⇒ 13.6 kg 重

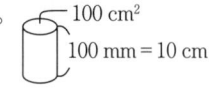

22 ME22 回-午前-問題 28　　図のようなピストンに入れた空気を熱した。はじめに入れた空気の圧力は 2.0×10^5 Pa，体積は 2.0×10^{-3} m^3 であった。圧力を一定のままにして加熱したら体積が 3.0×10^{-3} m^3 になった。このとき，空気のした仕事は何 J になるか。

1.　2.0×10^2　　2.　4.0×10^2
3.　6.0×10^2　　4.　2.0×10^3
5.　6.0×10^3

　ヒント：圧力がする仕事＝力がする仕事＝$Fd = PSd = P \times \Delta V$ [J]
$\Delta V = Sd$＝体積変化

答　　　　　　　　　　　　　　　　　　　　　　　　19　2，20　4，21　4，22　1

72   7. 気体，流体

23　**ME25回-午前-問題33**　　長さ1m，内径2cmのチューブに圧力差50mmHgで液体を流した。このチューブの長さを変えずに内径1cmのものと交換し，圧力差100mmHgにした。流量ははじめの何倍になるか。ただし，流れは層流であるとする。

　　1. 4　　2. 2　　3. $\dfrac{1}{2}$　　4. $\dfrac{1}{4}$　　5. $\dfrac{1}{8}$

　💡ヒント：1/2の4乗，$(1/2)^4=1/16$。圧力差2倍。よって$(1/16)\times 2=1/8$。

24　**7回-午前-問題53**　　断面積がA，$3A$の2本のピストン管をつないで中に水を入れ，細い方のピストンにFの力を加えたとき正しいのはどれか。

a．細い管の中の水の圧力はFを$2A$で割った値となる。
b．水の圧力は2本の管の内面すべてに垂直に作用する。
c．太い方のピストンには$3F$の力が生じる。
d．太い管の中の水の圧力はFを$3A$で割った値となる。
e．水の代わりに油を入れると圧力は高くなる。

　　1. a, b　　2. a, e　　3. b, c　　4. c, d　　5. d, e

　💡ヒント：7.5節参照。ピストンの高さは同じと考える。

25　**9回-午後-問題73**　　ニュートン流体について正しいのはどれか。

a．温度が一定であれば粘性率は変化しない。
b．乱流や非定常流にはならない。
c．流れの状態はレイノルズ数に依存しない。
d．流れても力学的エネルギーは消費されない。
e．流れる際に流体内部にずり応力を生じる。

　　1. a, b　　2. a, e　　3. b, c　　4. c, d　　5. d, e

答　　　　　　　　　　　　　　　　　　　　　　　　23　5，24　3，25　2

問題演習

26 12回-午後-問題75　ハーゲン・ポアゼイユの式の中の流量について正しいのはどれか。
　　1．管の内径の2乗に比例　　2．管の両端の圧力差に反比例
　　3．管の内周長に比例　　　　4．管の長さの4乗に比例
　　5．流体の粘度に反比例

27 14回-午後-問題73　正しいのはどれか。
a．流体のずり応力とずり速度との比を粘性率という。
b．粘性率が流速によって変化する流体をニュートン流体という。
c．ハーゲン・ポアゼイユの公式では流量は流体の粘性率に比例する。
d．粘性率が0の流体を完全流体という。
e．レイノルズ数が大きくなると層流から乱流に変わる。
　　1．a, b, c　　2．a, b, e　　3．a, d, e　　4．b, c, d
　　5．c, d, e
　　ヒント：7.12節参照。

28 15回-午後-問題74　ハーゲン・ポアゼイユの公式について正しいのはどれか。
a．剛体管内を流体が乱流で流れる場合の公式である。
b．剛体管の両端の圧力差は流量に比例する。
c．流量は管の半径の4乗に比例する。
d．剛体管の両端の圧力差は流体の粘性に反比例する。
e．流量は管の長さの2乗に比例する。
　　1．a, b　　2．a, e　　3．b, c　　4．c, d　　5．d, e

答　　26　5，27　3，28　3

8章 波の基礎

8.1 波（水波，音波，光波，電波，電磁波）の基本事項

波を理解する基本は，図8.1のように，「波源が1振動をすると，サインカーブ状の波が1個できる」ことを理解することである。波源S•が上向きに動き始め，1振動すると，図8.1のような1個の波ができる。

さて，波源Sが1秒間にf回振動すると，波源の右側にf個の波ができる。先頭の波がv [m] 進んでいるものとする。

1秒間に進む距離は，図8.2のように，波の進む速度v [m/s] でもある。図より，波の基本式として

$$v = f\lambda$$

が成り立つ。

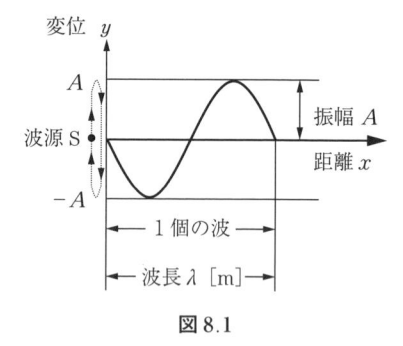

図8.1

図8.2

8.2 波 の 性 質

波源の振動は単振動である。単振動とは，等速円運動の影の運動でもあった。すなわち，波，単振動，等速円運動は密接な関係がある。したがって，公式もそのまま使える。公式を再掲する。

$$\theta = \omega t, \quad T = \frac{2\pi}{\omega} = \frac{1}{f} = \frac{1}{n}, \quad \omega = \frac{2\pi}{T} = 2\pi f, \quad n \text{ または } f = \frac{1}{T}$$

単振動，波では A：振幅（amplitude）[m] を使う。
単位は θ=回転角 [rad]，ω=角速度 [rad/s]，T=周期 [s]
n または f=1s 当たりの回転数または振動数 [回/s] [Hz]

8.2 波 の 性 質

重ね合わせの原理，ホイヘンスの原理をできるだけ使わないで直観的にわかる説明をする。

8.2.1 反　　　射

図 8.3 のように水平に置かれた反射面を図 8.4 のように θ 傾けると，反射光（ ）は 2θ ずれる。これを光のテコともいう。物体のきわめて小さい動きや回転を拡大できるので，実験屋にとって大変便利な道具，原理である。もちろん，レーザ光を使うのが常識である。

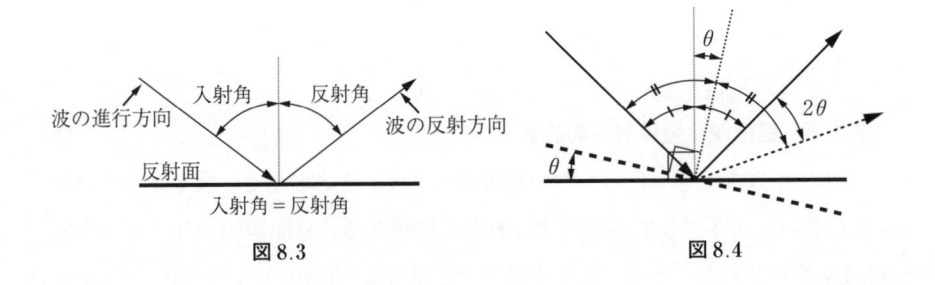

図 8.3

図 8.4

8.2.2 屈　　　折

水面波は水深が深いほど速く進み，浅いと遅く進む。仮に半分が深くて半分が浅いプールがあったとすると，水面波はその境界で速さが変わり，進む向き

76   8. 波 の 基 礎

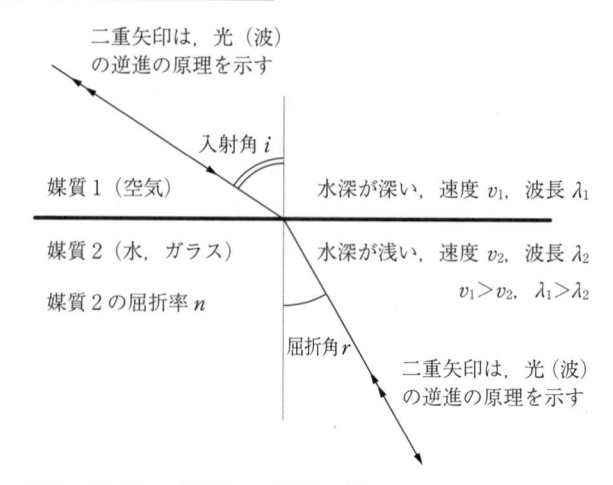

図8.5の説明：二重矢印は，光（波）の逆進の原理を示す。入射角 i，媒質1（空気），水深が深い，速度 v_1，波長 λ_1，媒質2（水，ガラス），媒質2の屈折率 n，水深が浅い，速度 v_2，波長 λ_2，$v_1 > v_2$，$\lambda_1 > \lambda_2$，屈折角 r，二重矢印は，光（波）の逆進の原理を示す。

媒質1（空気）の屈折率 < 媒質2（水，ガラスなど）の屈折率

図 8.5

も変わる。このように波の進む速さが異なるような2つの媒質の境界で波の進行方向が変わることを波の屈折という。入射角 i，屈折角 r を**図 8.5** に示す。これら2つの角の間には

$$\frac{\sin i}{\sin r} = n_{12} = n = \frac{v_1}{v_2} = \frac{\lambda_1}{\lambda_2} = 一定$$

という関係があり，これが屈折率の定義で，この定数 $n_{12} = n$ を媒質1から媒質2へ進む場合の屈折率，または媒質2の媒質1に対する屈折率という。

媒質1が空気（正しくは真空）の場合 n を，単に媒質2の屈折率ともいう。

8.2.3 屈折から全反射への臨界

屈折率が大きい物質から小さい物質に光（波）を入射させ，**図 8.6** の入射角 i をしだいに大きくしていくと全反射が突然起きる。双眼鏡のプリズム，内視鏡の原理でもある。そのときの入射角を臨界角という。

光（波）の逆進の原理から，図 8.5 を改めて書き直すと図 8.6 となる。

8.2 波 の 性 質

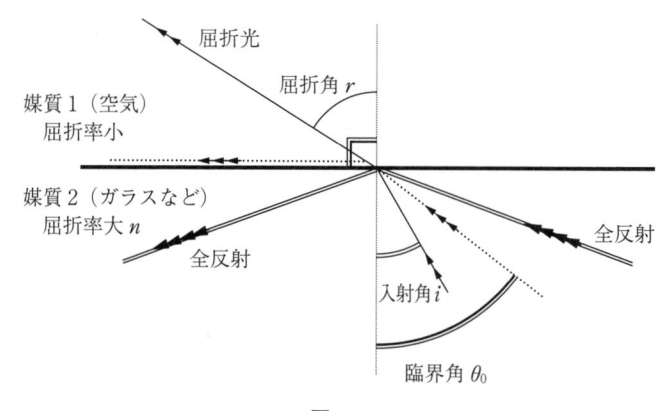

図8.6

図の点線部分だけを取り出すと**図8.7**となる。臨界角 θ_0 は，光（波）が屈折するか全反射するかの境目（臨界という）である。

前ページの屈折率の定義からすると

$$n = \frac{\sin 90°}{\sin \theta_0} = \frac{1}{\sin \theta_0}$$

$\sin \theta_0 = \frac{1}{n}$ で臨界角が決まる。

ちなみに，水の θ_0 は約50°，ガラスの θ_0 は約40°である。

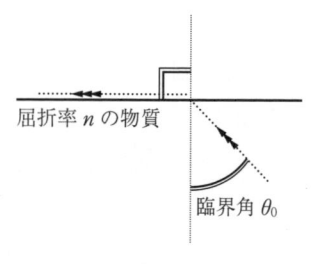

図8.7

さて，胃カメラ・各種内視鏡・ファイバスコープ・光通信は，すべて全反射の原理を使っている。胃カメラなどの解像度を良くするためには，いかに細いガラス繊維を束ねるかにかかっている。曲がった石英ガラス繊維の中を，全反射を繰り返しながら進む光を**図8.8**に示す。

一方，炭酸ガス（CO_2）レーザは，波長が長い（10.60 μm）ため，ガラス繊維の中での減衰が激しい。したがって，一例ではあるが，**図8.9**のような中空ファイバで導光する。炭酸ガスレーザは，目に見えない赤外線であるため，ガイド用の赤色の He-Ne レー

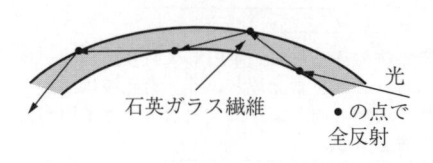

図8.8

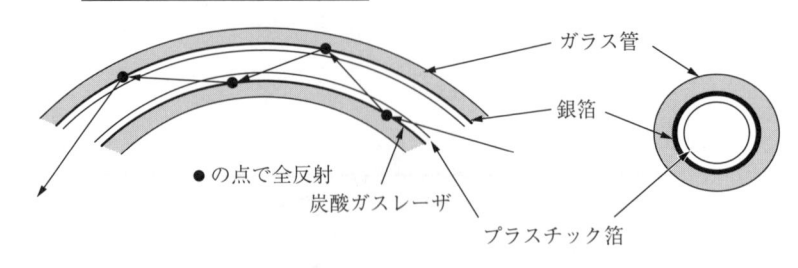

図8.9　中空ファイバ

ザとともに使う。しかも、屈折によってガラス管の外に光が逃げないように、単なる中空ガラス管ではなく、ガラス管、銀箔、プラスチック箔の順になっており、炭酸ガスレーザが銀面で反射しながら導光される。

中空ファイバでは、銀箔面での全反射である。中空とは、ガラス管の中心部に穴が空いていることを示している。

8.2.4 回　　　折

表8.1（a）のように波には障害物の陰に回りこんで進んでいくという性質があり、波の回折という。表（b）のように、波が障害物に開いた小さなすき間を通り抜ける場合は、点状の波源があることと同じ現象が生じる。

水波の波長が小さい場合は、回り込みが小さいので、この現象ははっきり見られない。光では、ちょっとした工夫により、後述のヤングの実験ができる。

表8.1

（a）障害物が下図の場合	（b）障害物が穴状の場合
障害物のうしろに、ほぼ1/4円の形に回り込む波がある。	障害物のうしろに、半円形に回り込む波がある。これを素元波という。素元波は、点状の波源と同じように、円形または半円形の波を作る。

8.2.5 干　　渉

図8.10 に示す 2 つの同位相の波源から出た波の様子で干渉を理解しよう。

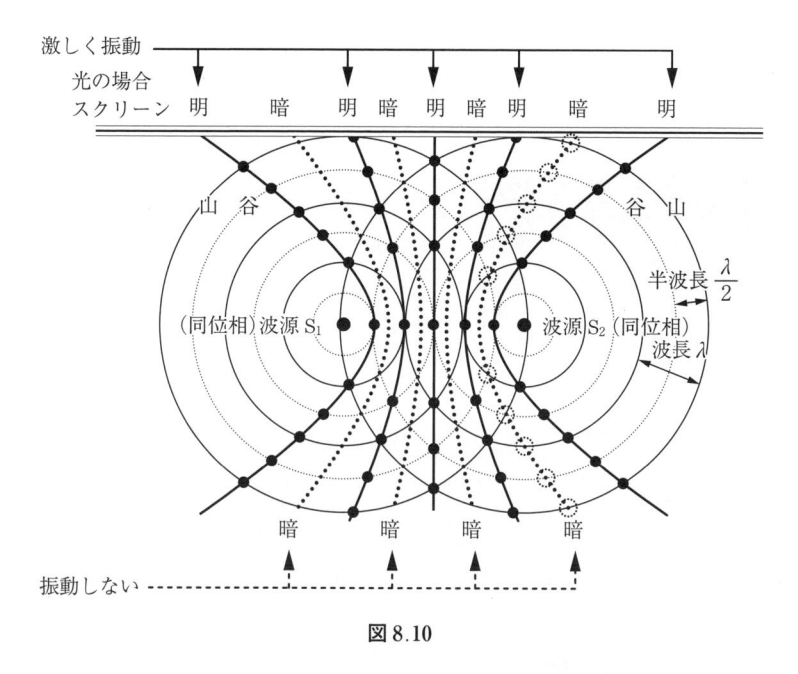

図8.10

実線部：波源 S_1 または S_2 から出た波の（山＋山）または（谷＋谷）になっている。図では，━●━の黒点の部分●である。すなわち，2 つの波が重なり合って干渉し，激しく震動している部分でもある。太実線部は双曲線である。光の波の場合，「明」は明線を示している。次ページに示す干渉じまにおける明るい部分である。

破線部：波源 S_1 または S_2 から出た波の（山＋谷）または（谷＋山）になっている。図では，……○……の白丸○の部分である。ただし，図が煩雑になるので，1 つの点線部のみを示す。すなわち，2 つの波が重なり合って干渉し，振動せず，静かな部分でもある。太破線部も双曲線である。太破線部を節線ともいう。光の波の場合，「暗」は暗線（干渉じまの暗い部分）を示す。

　詳しい説明は避けるが，黒点（激しく振動する部分）については，波源 S_1

からの距離 l_1 と，波源 S_2 からの距離 l_2 の差は，波の波長 λ の整数倍または $\dfrac{\lambda}{2}$ の偶数倍になっている。これを式で示すと

$$l_1 \sim l_2 = n\lambda = 2n\dfrac{\lambda}{2}$$

n は整数（〜は大きいほうから小さいほうを引く記号）

この式を使った，中心部分の実験図（明暗を繰り返すしま模様を干渉じまという）を図 8.11 に示す。

しま模様の間隔が広い上の図は，同じ波長の光を使っても，波源 S_1 と，波源 S_2 との間の距離が近い場合の図である。

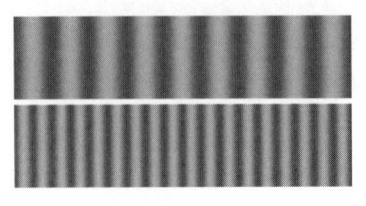

図 8.11　干渉じま

この実験は「光が波であることを明確に示した有名なヤングの実験」である。さらに「きわめて薄い膜（薄膜）の干渉技術の発展……めがねレンズが色づいているのは，レンズの反射光を減らして明るいレンズにする目的がある」，「X 線解析の技術・現代物理学の発展」に寄与することになる。

8.3　超　音　波

音波とは，「音を出す物体が振動することにより，その周囲に伝わる波動」のことをいう。個人差や，その日の体調などにより異なるが，人間の耳に聴こえる周波数は，およそ 30 Hz 〜 20 kHz 程度で，これを可聴周波数あるいは低周波という。これより高い周波数の音波，つまり「人間の聴覚器官では捉えられない周波数の高い音波」のことを超音波という。逆に，可聴周波より低い周波数の音波つまり「人間の聴覚器官では捉えられない周波数の低い音波」のことを低周波空気振動または超低周波という（図 8.12）。

	20 または 30 Hz	20 kHz	
超低周波	可聴周波(低周波)		超音波

図 8.12　音響周波数とその関係

超音波という波の「反射，屈折，干渉」の性質をうまく利用し，コンピュータ処理も加えて，超音波診断装置（エコー）を作ることができる。

参考：電磁波の低周波については，明確に決められているわけではない。国家試験では可聴周波数（20 Hz～20 kHz）を低周波，20 Hz～30 Hz を超低周波とする。WHO では 100 kHz 未満を低周波という。電波法施行規則では，30 kHz～300 kHz を LF，3 kHz～30 kHz を VLF と定義している。

8.4 超音波の発生方法

超音波を発生させる方法には

① 犬笛や圧縮空気による噴気発音器

② 圧電効果・磁気ひずみ効果など

がおもに用いられている。

圧電効果（最近では，逆圧電効果も含める）とは，ある特殊なセラミックス（圧電セラミック），強誘電性を持つセラミック PZT（チタン酸ジルコン酸鉛），ロシェル塩，チタン酸バリウム，水晶などに力を加えて変形させると電圧が発生し，逆に電圧を印加すると変形（ひずみ）を生じる現象である（図 8.13）。

超音波域の交流電圧を印加すれば，その周波数でセラミックスなどがひずみ，超音波が発生する。PZT は，焦電素子としても使われる。

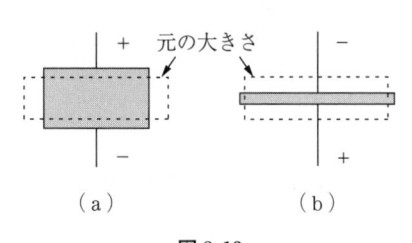

図 8.13

磁気ひずみ効果とは，ある特殊なセラミックスなどに磁界を印加すると，ひずみを生じる現象で，交流磁界を印加すれば，その周波数でセラミックスがひずみ，超音波が発生することになる。

圧電素子（ピエゾ素子ともいわれる）とは，圧電効果を利用した素子である。水晶振動子も圧電素子の一種であるが，別扱いにされることが多く，水晶より安価な材質を使ったものを指して圧電素子と呼ぶことが多い。

82　8. 波の基礎

■■■■■■■■■■■■■■■　問題演習　■■■■■■■■■■■■■■■

1　**15回-午後-問題75**　水中における 20kHz の音波のおおよその波長はどれか。

　　1.　1.7 cm　　2.　7.5 cm　　3.　7.5 m　　4.　17 m　　5.　75 m

2　**19回-午後-問題75**　正弦波が一定速度 v, 周波数 f で進むとき, 周期 T, 角振動数 ω, 波長 λ, 波数 k の間の関係式で**誤っている**のはどれか。

　　1.　$\omega = 2\pi f$　　2.　$T = \dfrac{1}{f}$　　3.　$v = \lambda f$　　4.　$k = \dfrac{2\pi}{\lambda}$　　5.　$f = \dfrac{k}{\pi}$

　　💡ヒント：波数に関する説明は難しい。波数に関する国家試験はこの問題のみである。$k = \dfrac{2\pi}{\lambda}$ を丸覚えするか, 専門書で勉強する。

3　**ME18回-午前-問題32（改）**　障害物の陰にある図の A 点でもいくらか音が聞こえるのは, どの現象によるものか。

　　1.　音の回折　　2.　音の屈折
　　3.　音の反射　　4.　音の干渉
　　5.　音の共振

　　障害物　　　　　　　　　A
　　　　　　　　　　　スピーカ

4　**ME18回-午前-問題39**　超音波について**誤っている**ものはどれか。

　　1.　水中を伝わる超音波は縦波と見なせる。
　　2.　水中での超音波の速度はおよそ 1500 m/s である。
　　3.　超音波は, 周波数が高いほど指向性はよくなるが減衰しやすい。
　　4.　強い超音波を液体に照射したときに起こる加熱作用をキャビテーションと呼ぶ。
　　5.　異なる物質の境界面での超音波の反射率は, それぞれの物質固有の音響インピーダンスに依存する。

　　💡ヒント：音響インピーダンスは 10.1 節参照。

答　　　　　　　　　　　　　　　　　　　　　　　1 2, 2 5, 3 1, 4 4

問　題　演　習　83

参考：キャビテーションは，高速で流れる液体（水など）中の圧力の低い部分に気泡が生まれ，非常に短時間でつぶれて消滅する物理現象である。空洞化現象，発泡現象ともいう。水中で超音波を発生させてもキャビテーションが起きる。眼鏡の洗浄に使われるが，船のスクリューなどでは金属を侵食することがある。

5　**ME20回-午前-問題37**　　音波について**誤っている**ものはどれか。

1. 空気や水中で伝搬する音波は粗密波である。
2. 波が重なるとき，位相の関係により干渉が生ずる。
3. 伝搬速度は音波の周波数に比例する。
4. 音波は音響インピーダンスの異なる界面で反射する。
5. 波長と同じ程度の大きさの障害物ならば，回折して後ろに回りこむ。

💡ヒント：5は8.2.4項参照。波は障害物の大きさに関係なく回折する。

6　**ME22回-午前-問題25**　　図において入射角，反射角，屈折角をそれぞれ θ_1，θ_2，θ_3 とするとき**誤っている**ものはどれか。ただし，媒質はいずれも均質で透明とする。

1. $\theta_1 = \theta_2$
2. 媒質Ⅰが空気，媒質Ⅱがガラスの場合，$\theta_1 > \theta_3$ となる。
3. 媒質Ⅰが空気，媒質Ⅱがガラスの場合，$\theta_1 = 0°$ のとき入射光はすべて反射される。
4. 媒質Ⅰがガラス，媒質Ⅱが空気の場合，$\theta_1 < \theta_3$ となる。
5. 媒質Ⅰがガラス，媒質Ⅱが空気の場合，θ_1 をある角度以上にすると入射光はすべて反射される。

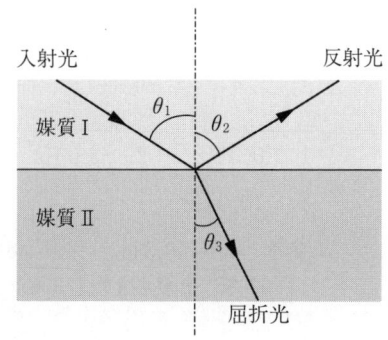

答　　　　　　　　　　　　　　　　　　　　　　　　　5　3，6　3

7 **17回-午後-問題76（改）**　太陽光をプリズムに当てると赤から紫までのスペクトルが現れる現象はどれか。

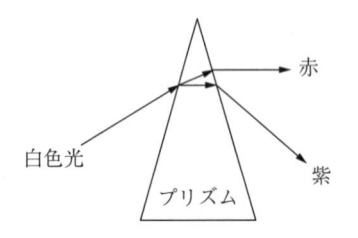

1. 分　散　　2. 干　渉　　3. 減　衰　　4. 融　合
5. 誘　導

8 **17回-午後-問題75**　図の実線で示す正弦波がPからQまで進み，0.1秒後に破線の波形になった。この波の振動数はどれか。

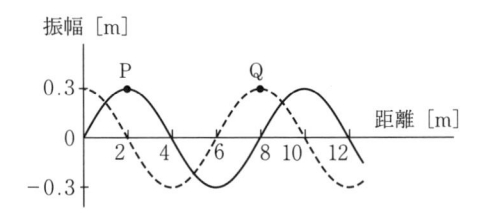

1. 0.3 Hz　　2. 2.0 Hz　　3. 4.0 Hz　　4. 7.5 Hz
5. 10.0 Hz

参考：振幅（0.3 m），波長（8 m），速度（60 m/s），周期（0.133 s）を求めることができたら，この種の問題に対しては万全である。

9章 音波, ドップラー効果

音波, ドップラー効果の公式の導出と応用について考える。波に関する基本は, $V=f\lambda$ である。図9.1は1秒間のものとする。図中の □ の式をすぐに書き込めるよう, 繰り返し練習することを薦める。

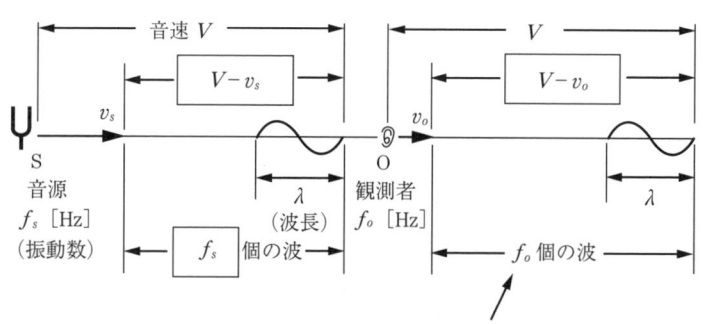

図9.1

図9.1より $\lambda = \boxed{\dfrac{V-v_s}{f_s}} = \boxed{\dfrac{V-v_o}{f_o}}$ ← 単位は[m]

◎ 音源Sとはsourceの略, 観測者Oとはobserverの略。

◎ v_s, v_o の前の±の符号の仲田式覚え方

音は, SからOに向かう音のみを観測できるので, SからOに向けて赤ベクトルを書くこと。間違いなく解くために, きわめて大切な作業である。

v_s, v_o ベクトルが赤ベクトルと同じならば $\boxed{負}$ とする。

v_s, v_o ベクトルが赤ベクトルと逆ならば $\boxed{正}$ とする。

9. 音波，ドップラー効果

例題① 音速 $v=330\,\mathrm{m/s}$，無風状態。$f_s=544\,\mathrm{Hz}$ の音源が右に $10\,\mathrm{m/s}$ で進み，観測者が $20\,\mathrm{m/s}$ で左に進んでいる。すれ違う前後の様子を，必要な物理量も入れながら図で示せ。ただし，すれ違う前の観測振動数を $f_{o前}$，すれ違った後の観測振動数を $f_{o後}$ とする。$f_{o前}$, $f_{o後}$ を求めよ（計算過程も示せ）。

図

前	$f_{o前}=$
後	$f_{o後}=$

図中に赤ベクトルを書くこと。

例題② 音速 $c\,[\mathrm{m/s}]$，無風状態。$f_s\,[\mathrm{Hz}]$ の音源が右に $\dfrac{1}{5}c\,[\mathrm{m/s}]$ で進み，観測者が $\dfrac{1}{4}c\,[\mathrm{m/s}]$ で左に進んでいる。すれ違う前後の様子を，必要な物理量も入れながら図で示せ。ただし，すれ違う前の観測振動数を $f_{o前}$，すれ違った後の観測振動数を $f_{o後}$ とする。$f_{o前}$, $f_{o後}$ を求めよ（計算過程も示せ）。図中に赤ベクトルを書くこと。

答 ① 595 Hz, 496 Hz, うなりは 595−496 Hz である。② $\dfrac{25}{16}f_s\,[\mathrm{Hz}]$, $\dfrac{5}{8}f_s\,[\mathrm{Hz}]$

例題③ 音速 340 m/s，無風状態であるとして，音叉も人間（観測者）も静止していた場合（状況 1），観測者は毎秒 10 Hz のうなりを観測した。f_s は，いくらと考えられるか。

また，観測者が左に動いたら（状況 2），うなりが消えた。正確な f_s はいくらか。

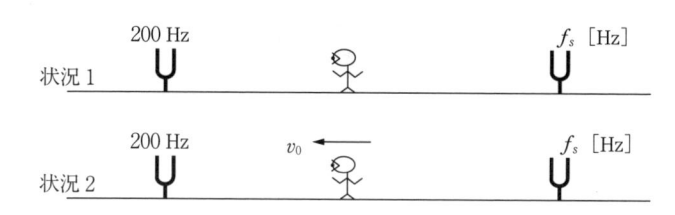

状況 1： 200 Hz ／ 観測者 ／ f_s [Hz]

状況 2： 200 Hz ／ v_0 ← 観測者 ／ f_s [Hz]

例題④ 飛行機 Z が f_s [Hz] の音を出しながら，秒速 $\frac{1}{10}c$ [m/s] で水平面上を，等速円運動をしている。水平面上の直線右端の O 点に観測者がいる。音速 c [m/s]，無風状態である。

④-1 最も高い音を聴くのは，飛行機がどの位置にいるとき出した音か。その振動数はいくらか。

④-2 最も低い音を聴くのは，飛行機がどの位置にいるとき出した音か。その振動数はいくらか。

（図：円上に点 F, E, A, D, B, C があり，右方に観測者 O。Z は円周上を運動）

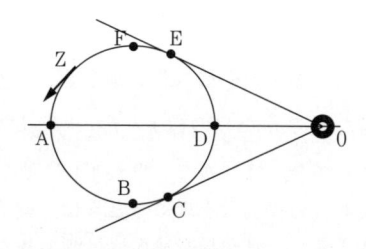

答 ③ $f_s = 190$ または 210 Hz である。観測者が，図の左に動くと，右からは f_s より低い音が聴こえ，左からは 200 Hz より高い音が聴こえる。そしてうなりが消える。$f_s = 190$ Hz では条件に合わない。したがって，$f_s = 210$ Hz（$v_0 = 8.29$ m/s であることを証明せよ）。

④-1 点 C で出した音を，観測者が聴く振動数 $f_{0高}$ は $\frac{10}{9}f_s$ [Hz]

④-2 点 E で出した音を，観測者が聴く振動数 $f_{0低}$ は $\frac{10}{11}f_s$ [Hz]

88　9. 音波，ドップラー効果

例題⑤　壁が動かない場合の反射音に関する問題では，音源の鏡像を音源とするときわめて簡単に解答できる。

⑤-1　音速 $V=340\,\mathrm{m/s}$，無風状態である。図中に赤ベクトルを書くこと。

```
        鏡像              静止壁                    反射音 $f_{o反}$
         ┆                 │                         ／
         ┆→               │                        ／
         20 m/s            │←                      ○
                         20 m/s        10 m/s      ／＼
                                         →       ／  ＼
      $f_s=288$ Hz     $f_s=288$ Hz    直接音 $f_{o直}$
```

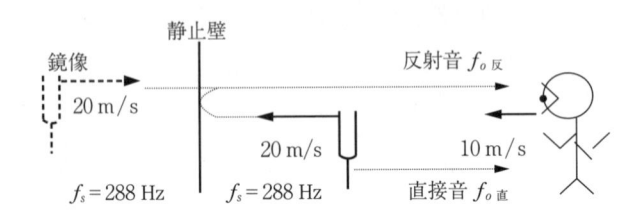

⑤-2　直接音，反射音についての赤ベクトルを書き，$f_{o直},\ f_{o反}$ を求めよ。さらに，1 s 当たりのうなりの数 $n=f_{o反}-f_{o直}$ はいくらか。

例題⑥　図において，次の問いに答えよ。

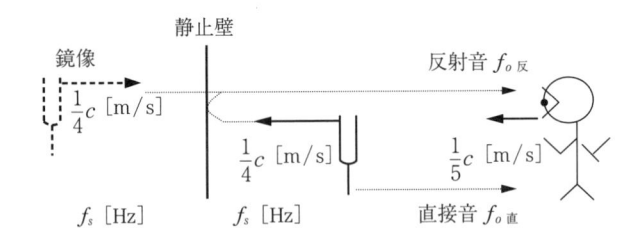

```
        鏡像              静止壁                    反射音 $f_{o反}$
         ┆                 │                         ／
         ┆→               │                        ／
       $\frac{1}{4}c$ [m/s] │←                      ○
                       $\frac{1}{4}c$ [m/s]  $\frac{1}{5}c$ [m/s]  ／＼
                                                →     ／  ＼
       $f_s$ [Hz]        $f_s$ [Hz]       直接音 $f_{o直}$
```

⑥-1　音速 c [m/s]，無風状態である。図中に赤ベクトルを書くこと。

⑥-2　直接音，反射音についての赤ベクトルを書き，$f_{o直},\ f_{o反}$ を求めよ。さらに，1 s 当たりのうなりの数 $n=f_{o反}-f_{o直}$ はいくらか。

　　参考：壁が v で動く場合，はじめに，壁とともに動く人間が聞く振動数 f_0 を求める。反射音の振動数を求めるときは，波源が f_0 の音を発しつつ v で動くと考える。これが超音波血流計測の基本的計算法である。姉妹本『医療系資格試験のための電気』の p.100 を参照。血流計測では，反射壁（赤血球）が斜めに動くので計算が複雑である。

答　　　　　　　⑤-1 省略，⑤-2　$f_{0直}=280$ Hz，$f_{0反}=315$ Hz，$n=35$ Hz
　　　　　　　　⑥-1 省略，⑥-2　$f_{0直}=\dfrac{24}{25}f_s$ [Hz]，$f_{0反}=\dfrac{24}{15}f_s$ [Hz]，$n=\dfrac{48}{75}f_s$ [Hz]

問題演習

[1] **8回-午前-問題62**　超音波検査法について正しいのはどれか。
   a. 超音波の波長が短いほど生体内での減衰は大きくなる。
   b. 超音波は音響インピーダンスの異なる境界面で一部が反射される。
   c. 超音波の生体内の音速は空気中とほぼ等しい。
   d. 超音波エコー断層法は組織の血液含量の差を利用するものである。
   e. 超音波ドップラ法は血流速度の計測に用いられる。
   　1. a, b, c　2. a, b, e　3. a, d, e　4. b, c, d　5. c, d, e

[2] **11回-午後-問題77**　ドップラー効果について**誤っている**のはどれか。
   1. 音源と観測者との相対運動によって生じる。
   2. 音源が接近する場合には音が高く聞こえる。
   3. 山びこはドップラー効果である。
   4. 光においても認められる。
   5. 周波数に関する現象である。

[3] **ME19回-午前-問題36（改）**　救急車が振動数 f のサイレン音を鳴らしながら停止している観測者に速度 v [m/s] で向かっているとき，観測者に聞こえるサイレン音の振動数を表す式を示せ。ただし，c [m/s] は音速である。

　　ヒント：ドップラー効果である。図9.1の $v_0=0$ の場合である。

[4] **ME29回-午前-問題22**　静止している観測者に向かって，音源が音速の $\dfrac{1}{3}$ の速さで近づくとき，観測者が聞く音の振動数は音源の出す音の振動数の何倍か。

　　1. $\dfrac{2}{3}$　2. $\dfrac{3}{4}$　3. $\dfrac{4}{3}$　4. $\dfrac{3}{2}$　5. 3

答　　　　　　　　　　　[1] 2, [2] 3, [3] $\dfrac{c}{c-v}f$, [4] 4

10章 音の強さ,減衰定数

10.1 音響インピーダンス Z

光における屈折率と考えるとわかりやすい。

平面波の場合の音響インピーダンス Z は,媒質の密度と音速の積により決定される。音響インピーダンスの単位は $[kg/(m^2 \cdot s)]$ である。

音響インピーダンス Z は次式で示される。

$$Z = \rho c$$

ρ:密度 $[kg/m^3]$,c:音速(伝搬速度)$[m/s]$

超音波は組織間で音響インピーダンスの差が大きいほど強く反射する。超音

表10.1 水,空気,生体組織の音速と音響インピーダンス

	密度 $[kg/m^3]$	音速 $[m/s]$	音響インピーダンス $\times 10^6 [kg/(m^2 \cdot s)]$	1 MHz の減衰定数 $[dB/(cm \cdot MHz)]$
頭蓋骨	1 910	4 080	7.80	13
骨	1 380 〜 1 910	2 730 〜 4 080	3.75 〜 7.80	3 〜 13
血 液	1 070	1 570	1.68	0.18
筋 肉	1 040	1 585	1.65	1.3:縦,3.3:横
肝 臓	1 060	1 549	1.64	0.94
腎 臓	1 040	1 560	1.62	1.0
脳	1 040	1 540	1.60	0.85
軟部組織(平均)	970	1 540	1.5	1.0
水	1 000	1 530	1.5	0.002 2
脂 肪	920	1 450	1.35	0.8
空気(14℃,1気圧)	1.23	340	0.000 418	12

減衰定数は,医療系の式

$D [dB] = -(減衰定数)[dB/(cm \cdot MHz)] \times (周波数 f)[MHz] \times (距離 x)[cm]$

の値となる(p.98 参照)。

波画像では，反射が強いと，輝度が高く（白っぽく），逆に組織間の音響インピーダンスの差が小さいと，輝度が低く（黒っぽく）なる[†]。

表 10.1 に，音響インピーダンスが大きい順に並べて示す。諸量の数値については資料により異なる。

10.2 音（音波）の諸量

音波が伝搬する速度を音速といい，空気中の場合は，あまり温度が高くない範囲で，近似的に次式で求められる（6.3 節参照）。

$$c = 331.5 + 0.6\,t \quad (c：音速\,[\text{m/s}],\ t：温度\,[℃])。$$

したがって，常温 $t=14℃$ では $c ≒ 340\,\text{m/s}$ となる。

さらに，音速は絶対温度 T の $\sqrt{T}$ に比例し，次式で表される。

$$c \propto \sqrt{T} \quad （圧力には無関係である。p.36～37 参照。）$$

10.2.1 音 の 性 質

音の性質は，音の強さ，音の調子（音の高さ，振動数の違い），音色（音の波形，フルートとバイオリンの音色は明らかに違う）の因子で決まる。

正弦波の音を純音という。音は空気の振動（粗密波，縦波）であり，音の伝搬に伴ってエネルギーが伝搬される。

注意すべきは，音を含めて「波」は，波を伝える媒質が進行または移動するわけではない。媒質が移動するとなると，チリ地震による津波が日本に押し寄せた場合，チリの海水が日本に到達することになる（こんなことはありえない）。

10.2.2 音　　　圧

音圧（単位は [Pa]（[N/m^2]））をイメージとしてつかむために 6.4 節の図 6.1（a）を再掲する（図 10.1）。

[†] 超音波も単なる音波であり，音響インピーダンスが異なるところでは必ず反射が起きる。その反射波をコンピュータ処理することによって画像化するのが，超音波画像（エコー）診断である。

10. 音の強さ，減衰定数

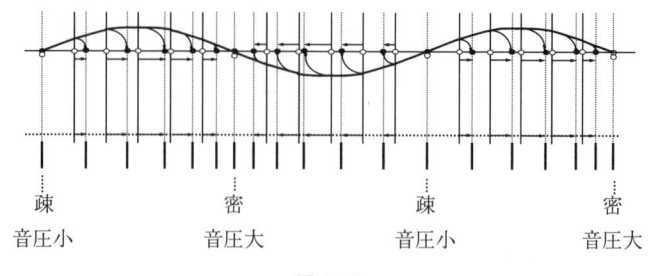

図 10.1

疎　　　密　　　疎　　　密
音圧小　音圧大　音圧小　音圧大

6.4 節で示したように，音圧についても交流電圧と同じで，最大値と最小値を繰り返すので，音圧の最大値を $P_{最大}$, 音圧の実効値を $P_{実効}$ とすると

$$P_{実効} = \frac{P_{最大}}{\sqrt{2}} \tag{10.1}$$

である。実生活または音圧測定は，ほとんどすべて実効値を使う。

音の強さ（エネルギー）I [W/m²] は次式で計算できる。

$$I = \frac{(P_{最大})^2}{2\rho c} = \frac{(\sqrt{2}\, P_{実効})^2}{2\rho c} = \frac{(P_{実効})^2}{\rho c} \tag{10.2}$$

よって，波の強さ I は音圧 P の 2 乗（P^2）に比例する。

10.2.3 音の強さと音圧

音の強さ I [W/m²] とは，音の進行方向に垂直な単位面積（1 m²）を，単位時間（1 s）に通過する音のエネルギーをいう。エネルギーを観点とした音の強さともいう。このエネルギーを式で示すならば（5.2 節の波の強さ参照）

$$I = \frac{\rho c A^2 \omega^2}{2} = 2\pi^2 \rho c A^2 f^2 \propto (振幅)^2 \times (振動数)^2 \tag{10.3}$$

ρ：空気密度 = 1.23 kg/m³（14 ℃，1 atm）
c：音速 = 音の伝搬速度 = 340 m/s（正確には 14 ℃における音速）
A：波の振幅，f：振動数，ρc：音響インピーダンス
14 ℃，1 気圧における音響インピーダンス
$\rho c = 1.23 \times 340 = 418$ [kg/(m²·s)] $= 0.000\,418 \times 10^6$ [kg/(m²·s)] †

---

† この値は，表 10.1 の水，空気，生体組織の音速と音響インピーダンスと一致する。

しかし，騒音計で測定する音圧レベル（[dB] 単位）を測定すれば

$$\text{音圧レベル [dB]} = 20 \log_{10} \frac{P_{実効}}{P_0} = 20 \log_{10} \frac{P_{実効}}{20 \times 10^{-6}}$$

の計算式から，実効値音圧 $P_{実効}$ が計算できる。ただし

$$P_0 = 20\,\mu\text{Pa} = 20 \times 10^{-6}\,\text{Pa} = 基準音圧$$

で，健常者が聴き取れる最小の音圧の平均値と考えてよい。

また，音圧の最大値 $P_{最大} = \rho c A \omega$（これを導き出すのは難しい。こんなものかと思えばよい）で表すことができ，この式および式（10.1）を使って式（10.3）を書き換えると次式になる。式（10.2）そのものである。

$$I = \frac{(P_{最大})^2}{2\rho c} = \frac{(\sqrt{2}\,P_{実効})^2}{2\rho c} = \frac{(P_{実効})^2}{\rho c} \tag{10.4}$$

音の強さと音圧レベル

エネルギーを観点とした音の強さの S/N 比 [dB]

　= 音圧を観点とした音圧レベル [dB] の証明

（I_0：基準の音の強さ，P_0：基準音圧）

エネルギーを観点とした音の強さの S/N 比 [dB] = $10 \log_{10} \dfrac{I}{I_0}$

の式に $I = \dfrac{(P_{実効})^2}{\rho c}$，$I_0 = \dfrac{(P_0)^2}{\rho c}$ を代入すると

$$10 \log_{10} \frac{I}{I_0} = 10 \log_{10} \frac{\dfrac{(P_{実効})^2}{\rho c}}{\dfrac{(P_0)^2}{\rho c}} = 10 \log \left(\frac{P_{実効}}{P_0}\right)^2 = 20 \log \frac{P_{実効}}{P_0}$$

∴　エネルギーを観点とした音の強さの S/N 比 [dB]

　　= 音圧を観点とした音圧レベル [dB]　　　　　　　（証明終わり）

94   10. 音の強さ，減衰定数

10.3 音の強さのS/N比，音圧レベルのまとめ

エネルギーを観点とした音の強さのS/N比 [dB] $= 10 \log_{10} \dfrac{I}{I_0}$

$=$ 音圧を観点とした音圧レベル [dB] $= 20 \log \dfrac{P_{実効}}{P_0}$

ただし，I：ある音の強さ，I_0：基準の音の強さ $= 10^{-12}\,\mathrm{W/m^2}$，1 000 Hzの最低可聴限界（やっと聴こえる音の大きさ），$P_{実効}$：ある音の音圧（騒音計で簡単に測定できる），P_0：基準音圧（$P_0 = 20\,\mathrm{\mu Pa} = 20 \times 10^{-6}\,\mathrm{Pa}$，耳が健常である若い人が聴き取れる，周波数1 000 Hzにおける最小の音の平均的音圧は20 μPaである）。

ただし，章末の問題演習 3 のように「音のエネルギー変化」という表現を使った場合は次式で計算する。

エネルギーを観点とした音の強さのS/N比 [dB] $= 10 \log_{10} \dfrac{I}{I_0}$

10.4 音 の 強 さ

1 000 Hzの純音（音叉を鳴らして聴こえる音，完全な正弦波の音）の場合のみ，例えば70ホンの音は，音圧レベルは70 dBである。

あまり細かいことをいわなければ，大ざっぱに［ホン］（[phon]）=［dB］としてよい。130 ホン = 130 dB 以上の大きさでは痛覚が生じる。

表 10.2

音圧 $P_{実効}$ [Pa]（[N/m²]）	音圧レベル [dB]	音の強さ I [W/m²]
2×10^{-1}	80	10^{-4}
1	94	2.51×10^{-3}
2	100	10^{-2}
6.32	110	10^{-1}
10	114	2.51×10^{-1}
20	120	1

音圧 P [Pa]（[N/m^2]），音圧レベル [dB]，音の強さ I [W/m^2] の具体的数値の例を**表**10.2 に示す†。一つでも自分で計算できたら自信につながる。

また，**表**10.3 は，楽器・日常生活，騒音の音圧レベルの例を示したものである。

表 10.3

音圧レベル [dB]	楽器・日常生活	騒 音
130	生ドラム，ロックバンド，パーカッション，コンガ	落雷，聴覚器官にダメージの影響が大きい機械工場内の音
120	テナーサックス，声楽プロ，ライブハウス，吹奏楽演奏	ジェット機 (200 m)，新幹線鉄橋通過
110	アルトサックス，ピアノプロ，声楽アマ，金管楽器	ジェット機 (600 m)，自動車の警笛 (2 m)
100	ピアノ，ボーカル，ファゴット，オーボエ，ハープ	地下鉄構内，地下繁華街の音，犬の声 (1 m)
90	ピアノ低学年，クラリネット，演歌，ボーカル，フルート	地下鉄車中，パチンコ店内，滝の音（近く）
80	ステレオ中音量，生ギター，バイオリン，電話	ボーリング場，機械工場内の音，主要幹線道路
70	掃除機，夕立，声が大きい，テレビ中音	新幹線内，乗用車，レストラン，工場
60	一般的な家庭の朝，普通の声，トイレ洗浄音，テレビ小音	学校の授業，銀行内の音
50	とても静かな環境，エアコンの音，小さな声	静かな室内，図書館，博物館，事務所の音
40	ささやき声，鼻息，小雨の音	昼の住宅街，コオロギの遠音，換気扇
30	かすかな声，洋服を着る音，静寂	夜の住宅街の静けさ，録音スタジオ
20	やっと音として聴こえる程度，消しゴムの音	呼吸する音，雪の降る音，木の葉のそよぎ
10	聴こえることのできる限界の音	無音に近い，無響室，蝶の羽ばたき，髪のそよぎ

注意：人の心理状態によって，音の大きさの感じ方が違ってくる。

---

† 一般的には $I = P_{実}^2/\rho c$ が成立するが，P_0，I_0 については注意を要する。P_0，I_0 は人間が感じる最小音の，多数の人間の平均値で絶対的な値ではない。14℃では $\rho c = 418$，∴ $I_0 = 10^{-12} = P_0^2/\rho c = (20 \times 10^{-6})^2/418$ は成立しない（誤差5%では成立）。等号が成立する条件は $\rho c = 400$ である。ちなみに $\rho c = 400$ になるのは 41℃のときだけである。理科年表「乾燥空気」より。

10.5 減衰係数，減衰定数，減衰率，吸収係数

「物理学系の減衰係数，減衰定数，減衰率，吸収係数」と「医療系の減衰係数，減衰定数，減衰率」が数式も単位も異なるので注意したい。その理由は，超音波の研究が純粋物理学から始まり医療機器への応用が，やや大ざっぱであることに起因する。医療系は超音波の反射量の厳密な計算よりも，エコー画像をいかに鮮明にするかに主眼を置いているからである。

音圧を観点にした減衰量または吸収量 D [dB] の基本式は

$$D \text{ [dB]} = -(比例定数) \times (周波数 f^n) \times (距離 x)$$

人体に関しては，ほぼ $n \fallingdotseq 1$ であるため $n=1$ とし

医療系の研究者は

$$D\text{[dB]} = -(比例定数)\text{[dB/(cm·MHz)]} \times (周波数 f)\text{[MHz]} \times (距離 x)\text{[cm]}$$

とする。

物理学系の研究者は

$$(比例定数) \times (周波数 f) = 減衰定数（減衰係数，減衰率，吸収係数）として$$

$$D \text{ [dB]} = -(減衰定数) \text{ [dB/cm]} \times (距離 x) \text{ [cm]}$$

とする。当然，減衰定数は周波数 f に比例する（国家試験の多くはこの考え方である）。以下，**物理学系の考え方**で対応できる過去問の例を次に挙げる。

① **10回-午後-問題80**　　超音波について正しいのはどれか。

   a．空気を含む組織をよく通過する。
   b．血流方向に散乱された超音波は入射波の周波数と異なる。
   c．生体組織での減衰定数は周波数にほぼ比例する。
   d．音響インピーダンスは密度と音速との積である。
   e．胎児に対する超音波検査は催奇形性がある。

    1．a, b, c　　2．a, b, e　　3．a, d, e　　4．b, c, d
    5．c, d, e

答　　　　　　　　　　　　　　　　　　　　　　　　　　　　　① 4

10.5 減衰係数，減衰定数，減衰率，吸収係数

② **14回-午後-問題84** 超音波について正しいのはどれか。
　a. 空気を含む組織をよく通過する。
　b. 血流方向に散乱されると周波数が変化する。
　c. 生体組織での減衰定数は周波数にほぼ比例する。
　d. キャビテーションによる生体組織の損傷はない。
　e. 超音波検査は胎児の診断に用いない。
　　1. a, b　　2. a, e　　3. b, c　　4. c, d　　5. d, e

③ **18回-午前-問題59** 超音波計測について**誤っている**のはどれか。
　1. 超音波の屈折は音速の異なる生体組織の境界で生じる。
　2. 超音波の反射は音響インピーダンスの異なる生体組織の境界で生じる。
　3. 生体組織による超音波の減衰は周波数が高くなるほど大きい。
　4. 筋肉での超音波の減衰は水と同程度である。
　5. 筋肉での音速は水と同程度である。

④ **ME18回-午前-問題39** 超音波について**誤っている**ものはどれか。
　1. 水中を伝わる超音波は縦波と見なせる。
　2. 水中での超音波の速度はおよそ1500 m/sである。
　3. 超音波は，周波数が高いほど指向性はよくなるが減衰しやすい。
　4. 強い超音波を液体に照射したときに起こる加熱作用をキャビテーションとよぶ。
　5. 異なる物質の境界面での超音波の反射率は，それぞれの物質固有の音響インピーダンスに依存する。

答　　　　　② 3, ③ 4, ④ 4

98   10. 音の強さ，減衰定数

⑤ **19回-午後-問題83**　5MHzの超音波が軟部組織を10cm伝播したとき，おおよその減衰量はどれか。ただし，減衰定数は周波数に比例し，その比例定数は1dB/cm·MHzとする。

　　1. 10 dB　　2. 30 dB　　3. 50 dB　　4. 70 dB　　5. 90 dB

　💡ヒント：$D = -(比例定数) \times (周波数 f) \times (距離 x)$ に単位をつけると

　　　　$D\,[\text{dB}] = -(比例定数)\,[\text{dB}/(\text{cm}\cdot\text{MHz})] \times (周波数 f)\,[\text{MHz}]$
　　　　　　　　$\times (距離 x)\,[\text{cm}]$

　　となる。＿＿＿部分が物理学系である。

医療系の研究者は

前出の $D\,[\text{dB}] = -(比例定数) \times (周波数 f) \times (距離 x)$ の式で「比例定数」のことを「減衰定数」と名付けて

　　$D\,[\text{dB}] = -(減衰定数)\,[\text{dB}/(\text{cm}\cdot\text{MHz})] \times (周波数 f)\,[\text{MHz}]$
　　　　　$\times (距離 x)\,[\text{cm}]$

とする場合が多い。表10.1は，この（医療系）考え方による（第2種ME試験で出題された）。以下，**医療系の考え方**で対応できる過去問および例題。

⑥ **ME23回-午前-問題49**　図のように，周波数5MHzの超音波を厚さ4cmの脂肪層に伝搬させたとき，A点における超音波の減衰量は何[dB]か。脂肪の減衰定数は0.6[dB/cm·MHz]とする。

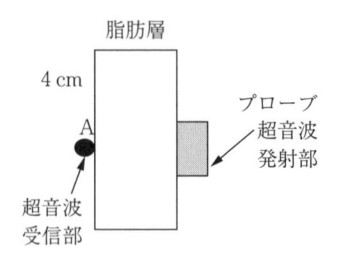

　　1. 3　　2. 6　　3. 10　　4. 12　　5. 20

答　　　　　　　　　　　　　　　　　　　　　　　　　⑤ 3，⑥ 4

10.5 減衰係数, 減衰定数, 減衰率, 吸収係数　　99

⑦ **例題**　10 cm の深さの人体内部を調べる場合, 往復の伝搬距離は 20 cm である。5 MHz の超音波の往復での減衰量は何 [dB] か。超音波受信部の強さ（音圧レベル）P は, 超音波発射部の強さ（音圧レベル）P_0 の何分の 1 か, 何 % か。人体組織の減衰定数を 1 dB/(cm·MHz) とする。

〔答〕　減衰定数 1 dB/(cm·MHz) の単位から医療系の考え方であることがわかる。また, 音圧を観点とした減衰量 D または吸収量 $D = 20 \log_{10} \dfrac{P}{P_0}$ [dB] であることにも着目しよう。音圧を観点とし, 反射率を 100 % として

D [dB] = −（減衰定数）[dB/(cm·MHz)] × f [MHz] × x [cm]
　　　 = −1 [dB/(cm·MHz)] × 5 [MHz] × 20 [cm]
　　　 = −100 dB †

また

減衰量 D または吸収量 $D = 20 \log_{10} \dfrac{P}{P_0} = -100$ dB

∴　$\log_{10} \dfrac{P}{P_0} = -5$

$\dfrac{P}{P_0} = 10^{-5} = \dfrac{1}{10^5} = 0.00001$（0.001 % しか受信しない）

見分け方のコツは（**減衰定数**）の単位である
○ 物理学系では（減衰定数）の単位は [dB/cm]
　式は（比例定数）×（周波数 f）＝減衰定数として
　　D [dB] = −（減衰定数）[dB/cm] ×（距離 x）[cm]
○ 医療系では（減衰定数）の単位は [dB/(cm·MHz)]
　式は（比例定数）＝減衰定数として
　　D [dB] = −（減衰定数）[dB/(cm·MHz)] ×（周波数 f）[MHz]
　　　　　　　×（距離 x）[cm]

---

†　人体の場合, 100 dB 減衰してしまう（減衰量が −100 dB）。したがって, 人体深部を診断する際には, 減衰定数が小さい（減衰量が小さい）低周波の超音波を使う。反対に浅い組織の診断には, 減衰定数が大きくても, 距離, 厚さが小さいため高周波の超音波が使われる。硬組織である骨は, 超音波の減衰が激しい。

10.6 減衰量 D を物理学的に考える

減衰量 $D = -4.342\,\alpha x$ [dB] と $-8.685\,\beta x$ [dB] の違いは何か？

本節の理論は国家試験の過去問にはないが，初歩的変数分離形微分方程式を解くことによって深い意味を知ることができる。

距離 x における音の強さ I の変化率 $\dfrac{dI}{dx}$ が，I に比例して減少（傾きが負の値）する場合を式で示すと

$$\dfrac{dI}{dx} = -\alpha I \quad \cdots - \text{が付くのは減少を意味する。}$$

これを微分方程式で示すと

$$\dfrac{dI}{I} = -a\,dx \quad \cdots \text{これは典型的な変数分離形微分方程式である。}$$

電気の微分・積分回路，物理の原子核崩壊（半減期）でも出てくる式である。上式を積分すると

$$\int \dfrac{dI}{I} = \int -a\,dx$$

$\log_e I = -\alpha x + c \cdots \log_e$ は自然対数である。

$x = 0$ のとき $I = I_0$ となる初期条件を入れると，$e^c = I_0$ となり

$I = I_0 e^{-\alpha x} \cdots e$ はネイピア数 $= 2.718\,281\,828\,4\cdots$

この式は**図 10.2** のように下降曲線（減衰曲線）になる。

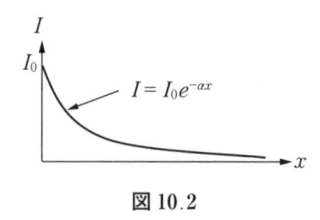

図 10.2

この α を（物理学では）減衰係数，減衰定数，吸収係数などという。

超音波では $I = I_0 e^{-\alpha x}$ が使われることはきわめて少なく，$\dfrac{I}{I_0} = e^{-\alpha x}$ として，両辺の対数（10 を底とする常用対数）をとり，10 倍を減衰量 D また

は吸収量 D として [dB] 単位で表す。

エネルギー（音の強さ）を観点とし，両辺の対数をとり 10 倍すると減衰量 D は

$$減衰量 D または吸収量 D \text{ [dB]} = 10 \log_{10}\left(\frac{I}{I_0}\right) = -10\alpha x \log_{10} e$$

$$= -10\,\alpha x \log_{10} 2.718 = -10\,\alpha x \times 0.4342 = -4.342\,\alpha x \text{ [dB]}$$

減衰を引き起こす要因は，主として吸収と散乱の 2 つである。このうち，吸収の原因は摩擦と熱伝導であり，これらは波の振動数を f とすると，減衰量は f^2 に比例するといわれている。

しかし，人体組織の場合は $f^n (n = 1 \sim 1.4)$ で，特に超音波エコーで使われる周波数（数 100 kHz ～ 5 MHz）では，物理学的減衰定数 α は，$\alpha \fallingdotseq \alpha_0 f$ のように，（ほぼ）周波数に比例するとして扱う（次頁の「参考」参照）。

これに従って上式を書き換えると，エネルギー（音の強さ）を観点とした

$$減衰量 D または吸収量 D \text{ [dB]} = -4.342\,\alpha x = -4.342\,\alpha_0 f x$$

一方，p.93 の説明にあるように音圧を観点とすると，音波を含めて，波の強さ I は音圧 P の 2 乗（P^2）に比例するので

$$減衰量 D \text{ [dB]} = 10 \log_{10}\left(\frac{I}{I_0}\right) = 10 \log_{10}\left(\frac{(kP_{実効})^2}{(kP_0)^2}\right)$$

$$= 20 \log_{10}\left(\frac{P_{実効}}{P_0}\right)$$

この式から，log の前につく数字が 10 と 20 の違いはあるが

　　エネルギー（音の強さ）を観点とした減衰量 D

　　　= 音圧を観点とした減衰量 D

であることがわかる。

さて，音圧を観点とすると

$$\frac{dP_{実効}}{dx} = -\beta P_{実効} \quad \text{から始まり} \quad \frac{P_{実効}}{P_0} = e^{-\beta x}$$

ゆえに，両辺の対数をとって 20 倍すると

10. 音の強さ，減衰定数

音圧を観点とした減衰量 D または吸収量 D [dB]

$$= 20 \log\left(\frac{P_{実効}}{P_0}\right) = 20 \log_{10} e^{-\beta x}$$

$$= -20\,\beta x \log_{10} e = -20\,\beta x \log_{10} 2.718$$

$$= -20\,\beta x \times 0.4342 = -8.685\,\beta x \text{ [dB]} = -8.685\,\beta_0 f x$$

$$\uparrow$$
$$\beta = \beta_0 f$$

以上のことを比較すると

　　エネルギー（音の強さ）を観点とした減衰量

　　　　$D = -4.342\,\alpha x = -4.342\,\alpha_0 f x$

　　音圧を観点とした減衰量

　　　　$D = -8.685\,\beta x = -8.685\,\beta_0 f x$

言い換えれば，$-4.342\,\alpha$ となっているか，$-8.685\,\beta$ となっているかの違いは，エネルギー（音の強さ）を観点としているか，音圧を観点としているかの違いである。

さらに，前述のように

　　エネルギー（音の強さ）を観点とした減衰量 D
　　　　= 音圧を観点とした減衰量 D

である。

∴　$-4.342\,\alpha x = -8.685\,\beta x$,　　$-4.342\,\alpha_0 f x = -8.685\,\beta_0 f x$

∴　$\alpha = 2\beta$,　　$\alpha_0 = 2\beta_0$

となる。

参考：厳密さを問わない場合は，物理系も医療系も減衰定数の定義が異なる（p.99 参照）だけで減衰量 D の式は同じである。

　　　　　　　　　　　　　　　　　　→ 物理系では，定数×周波数 を減衰定数という。

　　減衰量 D [dB] = (定数) × (周波数) × (距離)

　　　　　　　　　　　　　　　　　　→ 医療系では，定数 を減衰定数という。

問題演習

[1] **8回-午後-問題84**　生体脂肪組織の音響インピーダンスはどれか。ただし，脂肪組織の密度を 0.97×10^3 kg·m^{-3}，超音波伝搬速度を 1.44×10^3 m·s^{-1} とする。

　　1.　約 1.48×10^6 [kg·m^{-2}·s^{-1}]　　2.　約 1.40×10^6 [kg·m^{-2}·s^{-1}]
　　3.　約 0.67×10^6 [kg·m^{-2}·s^{-1}]　　4.　約 1.48×10^0 [kg^{-1}·m^4·s]
　　5.　約 0.67×10^0 [kg^{-1}·m^4·s]

[2] **17回-午後-問題83**　音響インピーダンスの大小関係で正しいのはどれか。

　　1.　脳＞骨＞肺　　2.　骨＞脳＞肺　　3.　肺＞骨＞脳
　　4.　脳＞肺＞骨　　5.　骨＞肺＞脳

　　💡ヒント：肺は，空気のかたまりと考えよう。

[3] **19回-午後-問題76**　音のエネルギー変化で 20 dB に相当する倍率はどれか。

　　1.　2倍　　2.　10倍　　3.　20倍　　4.　100倍　　5.　200倍

　　💡ヒント：p.93参照。

　　エネルギーを観点とした音の強さのS/N比 [dB] $= 10 \log_{10} \dfrac{I}{I_0}$ で計算する。

[4] **19回-午後-問題79**　生体組織の超音波特性を表す定数はどれか。

　　a．音響インピーダンス　　b．音　速　　c．誘電率
　　d．コンダクタンス　　　　e．減衰定数

　　1.　a, b, c　　2.　a, b, e　　3.　a, d, e　　4.　b, c, d
　　5.　c, d, e

答　　　　　　　　　　　　　　　　　　　　　　[1] 2，[2] 2，[3] 4，[4] 2

10. 音の強さ，減衰定数

5　10回-午後-問題83　　音速が最も速い媒質はどれか。

1. 骨皮質　　2. 脂肪　　3. 筋　　4. 血液　　5. 皮膚

6　ME22回-午前-問題33　　音波について正しいものはどれか。

1. 気体中の音速は圧力により大きく変化する。
2. 液体中の音速は常温で500 m/s以下である。
3. 気体中より液体中のほうが減衰しやすい。
4. 固有音響インピーダンスが著しく異なる媒質の境界面では，音波はほとんど吸収される。
5. 媒質の固有音響インピーダンスは媒質の密度と音速の積に等しい。

💡ヒント：6.3節 空気中での音速の理論式 参照。$c=\sqrt{\dfrac{\gamma P}{\rho}}$ より音速 c が $\sqrt{P}$ に比例するように見えるが，「音速 c は圧力には依存しない」。音速 c は $\sqrt{T}=\sqrt{絶対温度}$ に比例する。なぜならば，P と ρ には相関関係があり，最終的には P が消えてしまうからである。

7　13回-午後-問題75　　音波について正しいのはどれか。

a. 生体組織中の音速は約 330 m/s である。
b. 音の強さは振動数で決まる。
c. 液体中では横波である。
d. 空気中では疎密波である。
e. 媒質の密度によって速度が変わる。

1. a, b　　2. a, e　　3. b, c　　4. c, d　　5. d, e

💡ヒント：液体，固体それぞれの音速 $c_{液体}$，$c_{固体}$ は

$$c_{液体}=\sqrt{\dfrac{K_{体積弾性率}}{\rho_{密度}}},\quad c_{固体}=\sqrt{\dfrac{E_{ヤング率}}{\rho_{密度}}}$$

である。

答　　5　1，6　5，7　5

11章 レーザ

11.1 レーザの種類と医学的応用

1960年のレーザの発明とともに医療への応用が始まった。レーザ光は，単色性，指向性，集束性がよく，熱作用，光化学作用，圧力作用などがあり，医療・工業・通信分野に応用されている。

CO_2（炭酸ガス）レーザ，Nd：YAG（イットリウム・アルミニウム・ガーネットからなる結晶YAGにネオジムNdを混ぜたもの）レーザは，出力も大きく，急速に組織温度を上昇させる熱作用により，組織の切開と同時に熱凝固を行って出血を止め，疼痛の少ない外科用レーザメスとして使われている。

CO_2レーザは，波長$10.60\,\mu m$の目に見えない遠赤外線であるため，CO_2レーザの存在を認識させる赤色のHe-Neレーザとともに使う。

さらに，CO_2レーザは，波長が長すぎるため，導光路に石英ガラス光ファイバが使用できない。図8.9に示したガラスの中空ファイバを使う。ガイド用としては，赤色のHe-Neレーザを使う。

中空ファイバでは，銀箔面で全反射し，中空とはガラス管の中心部に穴が空いていることを示している。

しかし，近赤外線の波長$1.064\,\mu m$（CO_2レーザ波長の$1/10$）のNd：YAGレーザは固体レーザで，石英ガラスファイバを導光路として使えるので便利である。近赤外線レーザも目に見えないためHe-Neレーザをレーザの存在を認識させる光として用いる。切開よりも止血や凝固にすぐれた作用をもつ。そのほかに眼科用には出力の小さい（5W程度）の可視光波長（緑$0.514\,\mu m$あるいは青色の$0.488\,\mu m$）のAr（アルゴン）レーザが用いられ，特に網膜剥離の凝固などに用いられている。光ファイバを導光路として使えるので内視鏡レー

ザメスなどにも使われている。

繰り返すが、レーザ光は、出力は小さくても収束性があるため、直接または反射光を目に入れないように注意を要する。

11.2 種類, 分類, 波長, 用途

表 11.1 に, レーザの種類を波長の短い順に示す。

表 11.1

レーザの種類	分類	波長[nm]	用途	領域
ArF(エキシマ)	気体	193	角膜切除, 角膜形成, 紫外レーザ, 熱作用によらない組織の切除	遠紫外線（見えない）
KrF(エキシマ)	気体	248	角膜治療	近紫外線（見えない）
Ar(アルゴン)	気体	515	網膜凝固	可視光（緑）
Dye（ダイ）	色素	>630	結石破砕, 癌治療, 毛細血管拡張症	可視光（赤）
He-Ne	気体	633	除痛, 血行促進	可視光（赤）
クリプトン	気体	647	網膜凝固	可視光（赤）
ルビー	固体	694	黒あざ治療	可視光（赤）
Alexandrite	固体	755	脱毛	可視光（黒に近い赤）
Ga-Al-As	半導体	810～1 000	凝固止血, 内視鏡癌治療, 前立腺肥大治療, 疼痛治療	近赤外線（見えない）
Nd：YAG	固体	1 064	凝固止血, 切開, 内視鏡癌治療, 前立腺肥大治療, 歯科治療	近赤外線（見えない）
Ho：YAG	固体	2 100	硬組織切開, 副鼻腔手術, 尿路結石破砕	中遠赤外線（見えない）
Er：YAG	固体	2 940	歯科治療	中遠赤外線（見えない）
CO_2	気体	10 600	切開, 腫瘍蒸散, 歯科治療, 熱凝固止血, 遠赤外レーザ	遠赤外線（見えない）

注：ダイ（色素）レーザは, 色素を変えれば 320～1 200 nm まで発振可能である[51]。In-Ga-Al-P の半導体レーザは 635 nm の光を出せる。最近では 400～30 000 nm の多くの種類の半導体レーザがある。1 000 nm=1 μm である。

11.3 レーザの性質

1. 位相がそろった光（これをコヒーレントという）
2. ほぼ完全な単色光で，パルス光も出せる。
3. 指向性に優れ，干渉性もある。
4. 高エネルギーが可能（小さな面積に集中できる）

出力は小さくても目に直接入れないよう注意する。工業用やレーザ核融合などでは，数十 [kW] ～数百 [kW] のものもある。出力が大きいと厚い鉄板も切断できる。

11.4 レーザの危険性

1. 目に入れない。網膜を損傷する。
2. 保護用めがねをかける。
3. 高電圧。アースをとる。
4. 液体での反射にも注意する。反射光が目に入っても危険である。

参考：レーザの性質2「**ほぼ完全な単色光で，パルス光も出せる**」について，発光ダイオード(LED)とHe-Neレーザが発する光の波長分布を**図11.1**に示す。

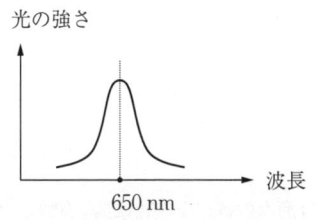

650 nm 近辺の，650 nm 以外の波長の光も出ている。スペクトル幅は 30 nm 前後。

（a） 赤色発光ダイオード（LED）

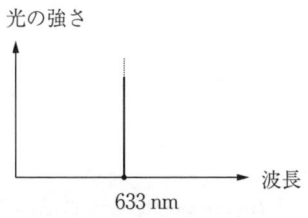

633 nm 以外の光は出ない。単色光である。

（b） He-Neレーザ

図11.1

11.5 光を放出する物質によるレーザの分類

表11.2に，レーザの特徴・用途を示す。

表11.2

分類	特徴・用途
固体レーザ	光を放出する物質が固体のものを固体レーザという。 ・**ルビーレーザ**　宝石のルビーを用いる。可視光線の一部で波長は694 nm（ナノメートル）（赤）である。メラニン色素に反応する。CO_2ガスレーザとともに日本では最も普及しているレーザ。しみ（老人性色素斑），そばかす，太田母斑の治療に用いられる。 ・**Nd：YAGレーザ**　イットリウム，アルミニウム，ガーネットという3種類からなる結晶（YAG）にネオジムNdを混ぜたもので，波長が1064 nmの近赤外線を発する。しみ（老人性色素斑），そばかす，太田母斑，蒙古斑，赤あざの治療に使用される。組織の切開と同時に熱凝固による無血手術を目的とする，レーザメスとして使う。 　波長を半分に変換できるという特異な性質を持つ。 　KTP結晶を組み込み，532 nmの波長［緑色の光］を出すことができるものが主流。532 nmの波長は，ヘモグロビンの赤い色素やメラニン色素にも反応する。 ・**Er：YAGレーザ**　前述のYAGにエルビウム（Er）を混ぜたもので，波長は2 936 nm（中遠赤外線）で，炭酸ガスレーザと同様に水分に反応する。にきび跡の凹凸や顔面のしわ取りに使用されるほか，歯科治療にも使用される。 ・**アレキサンドライトレーザ**　高価なアレキサンドライト（クリソベリル）という宝石（夜と昼とで色が異なるので，ダイヤモンドよりも高価である）を用いる。755 nm（黒に近い赤）という波長のレーザ光である。このレーザもメラニン色素に反応する。しみやあざの治療のほかにも脱毛レーザとしても普及している。
液体レーザ	光を放出する物質が液体であるレーザを液体レーザという。色素分子をアルコールなどに溶かして利用されている。色素レーザの利点は，発振波長を自由にかつ連続的に選択できることである。 ・**ダイレーザ**　585 nm（黄色）付近の色素レーザはヘモグロビンに反応する性質があるので，赤あざや血管性疾患の治療に用いられる。
ガスレーザ	光を放出する物質が気体のものはガスレーザと呼ばれる。 ・**CO_2（炭酸ガス）レーザ（遠赤外線）**　波長は10.6 μm＝10 600 nmと可視光線よりも長く，水分に反応して熱を発生させ，ほくろ，いびき，花粉症治療や組織の切開と同時に熱凝固を行って出血を止める，いわゆる無血手術を目的とする，レーザメスとして使う。 ・**He-Neレーザ**　633 nm（赤色）は痛みの緩和や血行促進に使う。 ・**Arレーザ**　515 nm（おもに青色または緑色）は網膜剥離の凝固や溶接する，レーザメスとして使う。 ・**エキシマレーザ**　193 nm，248 nm（おもに紫外線）などがある。
半導体レーザ	・**ダイオードレーザ**　半導体を使う。理論的には半導体の性質を変えることにより，さまざまな波長のレーザ光を作り出すことが可能である。800 nm（近赤外線）という波長のものを使ってメラニン色素に反応する性質を利用して脱毛に使用する。532 nm（緑）の波長のものを使って毛細血管拡張症の治療に使用されている。 ・**In-Ga-Al-Pの半導体レーザ**　635 nm（赤）の光を出せる。 　最近では400〜800 nmの多くの種類の半導体レーザが作られている。

問題演習

（国家試験および第2種ME試験から**正しい表記を抜粋**している。各自で再確認しよう）

1. **8回-午後-問題22（改）**
   a. エキシマレーザ（0.2〜0.35μm）の波長はYAGレーザ（1.06μm）の波長より短い。

2. **10回-午前-問題73（改）**　Nd：YAGレーザについて
   a. 凝固・止血能に優れている。
   b. 石英光ファイバで伝送できる。
   c. 固体レーザである。

3. **10回-午後-問題74（改）**　CO_2レーザについて
   a. 生体組織の切開能が高い。
   b. Nd：YAGレーザより組織透過性が低い。
   c. 誤照射から患者皮膚を守るため、水で湿らせたガーゼが有効。

4. **21回-午前-問題70（改）**　レーザについて
   1. 半導体レーザ　　疼痛治療

5. **14回-午前-問題71（改）**　Nd：YAGレーザ手術装置について
   a. 発振波長は近赤外領域にある。
   b. 石英ガラス光ファイバで伝送できる。
   c. 炭酸ガスレーザは遠赤外のため石英ガラス光ファイバで導光できない。

6 ME21回-午前-問題46（改）　レーザ治療器について

1. Nd：YAGレーザ────凝固・止血
2. CO_2レーザ────止血
3. Arレーザ────眼科の光凝固
4. He-Neレーザ────創傷治癒促進
5. 色素レーザ────結石破砕，あざ治療

7 ME22回-午前-問題55（改）　次の組合せで正しいものはどれか。

1. CO_2レーザ────水に強く吸収：生体組織表面から100μm程度で吸収される。レーザメスとして使用
2. Nd：YAGレーザ────凝固・止血
3. Arレーザ────眼科用光凝固
4. ArFエキシマレーザ──紫外レーザ，熱作用によらない組織の切除

8 ME25回-午前-問題17（改）　医療レーザ装置について

1. CO_2レーザ（10 600 nm＝10.6μm）は遠赤外光レーザである。
2. ルビーレーザ（694 nm）は赤色の可視光レーザである
3. Nd：YAGレーザ（1 064 nm＝1.064μm）は近赤外光レーザである。
4. Arレーザ（515 nm）は緑色の可視光レーザである。
5. He-Neレーザ（633 nm）は赤色の可視光レーザである。

12章　熱力学

12.1　熱現象（比熱，熱量）

　ここでは固体または液体に限る。気体の場合は特殊な考え方をする。気体分子運動論から気体の比熱，断熱圧縮などおもしろい部分があるので，高校物理の教科書またはインターネットの「気体分子運動論」の項を参照してほしい。

　さて，物理学を得意としても，熱に関しては苦手とする学生が多い。

理由1：熱の単位が [cal] または [J] の2つがある。[cal] 単位を使った歴史が長いためで，特に栄養学では [kcal] 単位で表す場合が多いように思う。

理由2：$W\,[\mathrm{J}] = 4.2\,[\mathrm{J/cal}] \times Q\,[\mathrm{cal}]$

　　　　の換算式をどこで使ったらよいか迷う。

理由3：[cal] 単位にした場合，電力，電力量，仕事率，仕事との関連を正しく扱いにくい。

理由4：熱の問題では，なぜか質量の単位は [g] である。MKSA 単位系に統一される中で，熱は異質である。国家試験では，質量を [kg] 単位にしている過去問が1つだけある（13章末の問題演習 3 ）。

理由5：国家試験での比熱の単位は，すべて [J/(g·K)] であるにもかかわらず，第2種 ME 試験では [cal/(g·K)] を使う場合が多い。

対策1：今後は，例えば水の比熱が 1 [cal/(g·K)] となっていたら，ただちに 4.2 を掛けて 4.2 [J/(g·K)] とし，次式を使う。

$$Q\,[\mathrm{J}] = m\,[\mathrm{g}] \times c\,[\mathrm{J/(g\cdot K)}] \times (t_2 - t_1)\,[\mathrm{K}]$$

　　注意：式中に J：熱の仕事当量を使う場合がある。$J = 4.2\,\mathrm{J/cal}$ である。

「熱の仕事当量としての J」と「仕事：エネルギーの単位としての [J]」が同じ文字であるためわかりにくい。

対策 2：単位の換算において，[cal] 単位は 4.2 を掛けて [J] 単位にする。

例えば，$100\,\mathrm{cal} = 4.2 \times 100 = 420\,\mathrm{J}$ のように換算する。

比熱：鉄は $0.11\,\mathrm{cal/(g\cdot K)} = 0.11 \times 4.2\,\mathrm{J/(g\cdot K)} = 0.46\,\mathrm{J/(g\cdot K)}$

木材は $0.3\,\mathrm{cal/(g\cdot K)} = 0.3 \times 4.2\,\mathrm{J/(g\cdot K)} = 1.26\,\mathrm{J/(g\cdot K)}$

水は $1\,\mathrm{cal/(g\cdot K)} = 1 \times 4.2\,\mathrm{J/(g\cdot K)} = 4.2\,\mathrm{J/(g\cdot K)}$

比熱が小さいと暖まりやすく，冷めやすい。

比熱が大きいと暖まりにくく，冷めにくい（湯たんぽに利用）。

対策 3：$Q[\mathrm{J}]$ はエネルギーであって，コンデンサにおける電気量 $Q[\mathrm{C}] = C[\mathrm{F}] \times V[\mathrm{V}]$ の電気量ではないことに注意する。

$Q[\mathrm{J}]$ は力学の仕事 $W[\mathrm{J}]$，エネルギー $E[\mathrm{J}]$ と同じである。

$$仕事率\,P[\mathrm{W}] = \frac{仕事\,W[\mathrm{J}]}{時間\,t[\mathrm{s}]} = \frac{力\,F[\mathrm{N}] \times 距離\,s[\mathrm{m}]}{時間\,t[\mathrm{s}]} \cdots\cdots (仕事)\,W = Pt$$

$$電力\,P[\mathrm{W}] = \frac{電力量\,W[\mathrm{J}]}{時間\,t[\mathrm{s}]} = Vi = i^2 R = \frac{V^2}{R} \cdots\cdots (電力量)\,W = Pt$$

熱の $Q[\mathrm{J}]$ は，上の 2 式の仕事 W，電力量 W と同じである。

以上を念頭に，固体または液体を加熱して温度が上昇した場合を考える。

図 12.1 では $t_1 < t_2$ である。比熱は $c[\mathrm{J/(g\cdot K)}]$ である。

質量 $m[\mathrm{g}]$ の固体，液体　温度 $t_1[\mathrm{℃}]$ または $[\mathrm{K}]$　→　質量 $m[\mathrm{g}]$ の固体，液体　温度 $t_2[\mathrm{℃}]$ または $[\mathrm{K}]$

加熱 $Q[\mathrm{J}]$

$$Q[\mathrm{J}] = m[\mathrm{g}] \times c[\mathrm{J/(g\cdot K)}] \times (t_2 - t_1)[\mathrm{K}]$$

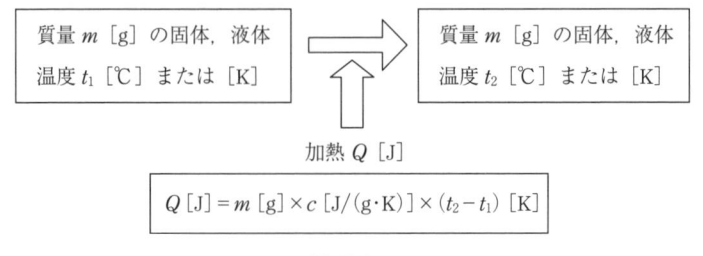

図 12.1

12.2　熱現象（固体・液体の熱膨張）

固体に外力は加えないものとする。外力を加える場合は 6.9 節の「応力とひずみ」，「弾性率」の項を参照。熱に関する「よく似た式」も示す。

精密測定では少し複雑になる。例えば $l_t = l_0(1 + \alpha t + \alpha' t^2)$ などとなる。

12.2.1　固体の線膨張

固体は加熱すると伸びる（図12.2）。

0℃における固体の長さを l_0 [m]
t [℃] における固体の長さを l_t [m]

図 12.2

図において

$$l_t = l_0(1 + \alpha t)$$

が成り立つ。α を線膨張率 [1/K] という。

例えば，鉄の線膨張率 α は $\alpha = 12 \times 10^{-6}$ [1/K] できわめて小さい。

12.2.2　固体・液体の体膨張

図 12.3 において

$$V_t = V_0(1 + \beta t)$$

が成り立つ。β を体膨張率 [1/K] という。

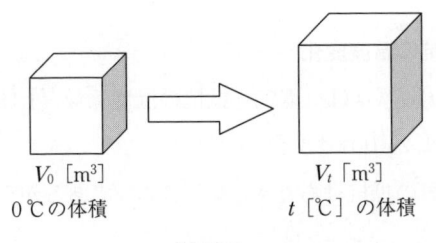

V_0 [m³]
0℃の体積

V_t [m³]
t [℃] の体積

図 12.3

α がきわめて小さいので $\beta \fallingdotseq 3\alpha$（きわめてよい近似式である）であることを導いてみよう（図 12.4）。

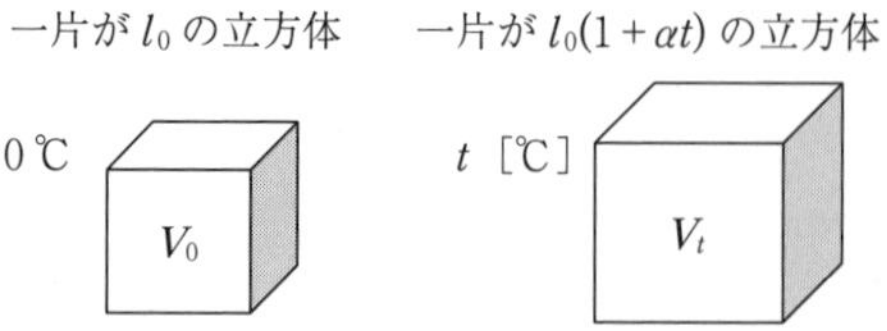

一片が l_0 の立方体　0℃　V_0
一片が $l_0(1+\alpha t)$ の立方体　t [℃]　V_t

ただし，$1 \gg x$ のとき
$$(1 \pm x)^n \fallingdotseq 1 \pm nx$$
であることを使うと簡単である。

$V_0 = (l_0)^3$

$V_t = [l_0(1+\alpha t)]^3 = (l_0)^3(1+\alpha t)^3 \fallingdotseq (l_0)^3(1+3\alpha t)$
$= V_0(1+\beta t)$　∴ $\beta \fallingdotseq 3\alpha$

図 12.4

12.2.3　気体の体膨張（シャルルの法則）

$$V_t = V_0\left(1 + \frac{1}{273}t\right) \quad \frac{1}{273} \text{は気体の（体積）膨張係数 [1/K]}$$

V_t については負の体積はありえない。$V_t \geq 0$ であるから

$$1 + \frac{1}{273}t \geq 0 \quad \therefore \quad t \geq -273 \, ℃$$

これが絶対零度であり，自然界の最低温度を示している。高い温度は何十億 ℃があるというのに，最低温度が決まっている不思議を感じてほしい。

12.2.4　電気抵抗の温度変化

$R_t = R_0(1+\alpha t)$　　α は（電気）抵抗の温度係数 [1/K]

例えば，銅では $\alpha = 0.0043$ [1/K] である。

R_t については負の抵抗はありえない。$R_t \geq 0$ であるから

$$1 + \alpha t \geq 0 \quad \therefore \quad t \geq -232 \, ℃$$

シャルルの法則とは少し数値が違うが，自然界の温度制限を示す式である。さらに，電気抵抗については面白い現象がある。物質によって異なるが，

$-200 \sim -270\,°C$ になると，突然電気抵抗がゼロになる超伝導現象である。医療機器の MRI やリニア新幹線では超伝導コイルが使われている。

12.3 熱現象（熱伝導）

図 12.5 において，左側高温部から右側低温部への熱移動を考える。

高温 t_1 [℃]（[K]）＞ 低温 t_2 [℃]（[K]）

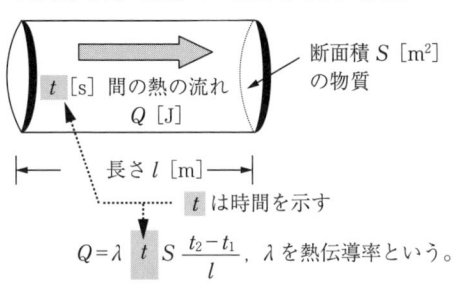

t [s] 間の熱の流れ Q [J]

断面積 S [m²] の物質

長さ l [m]

t は時間を示す

$Q = \lambda\, t\, S\, \dfrac{t_2 - t_1}{l}$，$\lambda$ を熱伝導率という。

図 12.5

式を覚える必要はないが，下記を「理解し納得」しよう。

1. 熱の流れは，温度差に比例する。
2. 熱の流れは，断面積（太さ）に比例する。
3. 熱の流れは，時間に比例する。
4. 熱の流れは，長さに反比例する。
5. 熱の流れは，熱伝導率 λ（**表 12.1**）に比例する。

λ が大きいと熱が伝わりやすい。λ が小さいと熱を遮断しやすく，断熱効果が大きい。

表 12.1 熱伝導率 λ [J/(m·s·K)]([W/(m·K)])

銅	400
アルミ	240
鉄	80
水	0.6
筋肉	0.42
脂肪	0.21
木材	0.15
空気	0.024

12.4 熱現象（熱機関の効率）

熱力学の第二法則によると「熱を，すべて仕事に変えることはできない」。熱をもらって（ガソリンエンジンなどでは，ガソリンを爆発させることによって）外部に仕事をする機関を熱機関（ガソリンエンジン）という（**図 12.6**）。

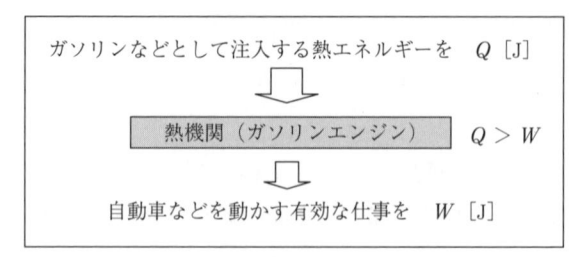

```
┌─────────────────────────────────────────────────┐
│   ガソリンなどとして注入する熱エネルギーを  Q [J]      │
│                    ⇓                            │
│           ┌─────────────────────┐               │
│           │ 熱機関（ガソリンエンジン）│  Q > W      │
│           └─────────────────────┘               │
│                    ⇓                            │
│   自動車などを動かす有効な仕事を    W [J]          │
└─────────────────────────────────────────────────┘
```

図 12.6

図において

$$\text{熱機関の効率} = \frac{W}{Q} \times 100\,[\%]$$

である。熱機関の効率が 40 % なら，きわめて優秀な機関である。

例えば，章末の問題演習 4 では図 12.7 のように描かれる。図において

$$\text{熱機関の効率} = \frac{W}{Q} \times 100 = \frac{Q_1 - Q_2}{Q} \times 100\,[\%]$$

効率を表すとき ×100 を省いて，単に $\frac{Q_1 - Q_2}{Q}$ とする場合もある。

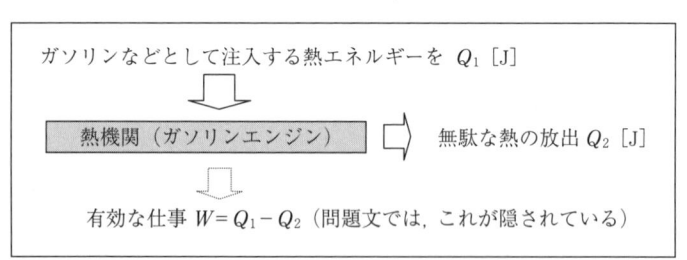

```
┌─────────────────────────────────────────────────────────┐
│   ガソリンなどとして注入する熱エネルギーを Q₁ [J]           │
│                    ⇓                                    │
│           ┌─────────────────────┐                       │
│           │ 熱機関（ガソリンエンジン）│ ⇒ 無駄な熱の放出 Q₂[J] │
│           └─────────────────────┘                       │
│                    ⇓                                    │
│   有効な仕事 W = Q₁ − Q₂ （問題文では，これが隠されている）  │
└─────────────────────────────────────────────────────────┘
```

図 12.7

12.5　液体の混合による温度変化

これに関する問題が国家試験に出題される可能性がある。

ここでは，図 12.8 に示すように，水と湯（比熱 $c = 4.2\,\text{J}/(\text{g}\cdot\text{K})$）の混合のみを考える。

$Q[\text{J}] = m[\text{g}] \times c[\text{J}/(\text{g}\cdot\text{K})] \times (t_2 - t_1)\,[\text{K}]$ 式と

湯 A の失った熱エネルギー ＝ 水 B の得た熱エネルギー より

$$m_1 c (t_1 - t_3) = m_2 c (t_3 - t_2)$$

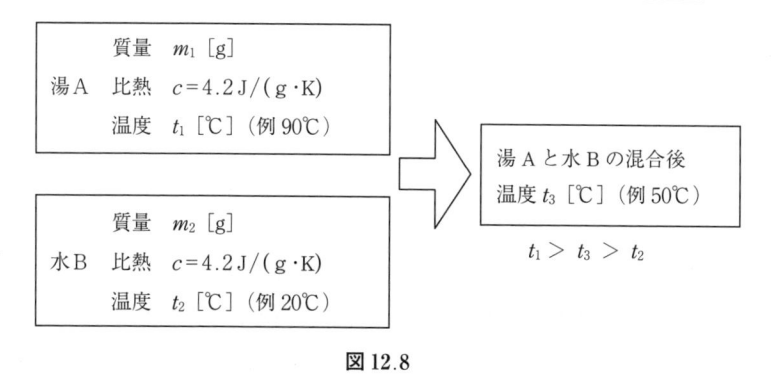

```
┌─────────────────────────────────┐
│        質量   m₁ [g]             │
│ 湯A   比熱   c=4.2 J/(g·K)       │
│        温度   t₁ [℃]（例 90℃）    │
└─────────────────────────────────┘
                                      ┌─────────────────────────┐
                                      │ 湯Aと水Bの混合後          │
                                  ⇒   │ 温度 t₃ [℃]（例 50℃）     │
┌─────────────────────────────────┐   └─────────────────────────┘
│        質量   m₂ [g]             │        t₁ > t₃ > t₂
│ 水B   比熱   c=4.2 J/(g·K)       │
│        温度   t₂ [℃]（例 20℃）    │
└─────────────────────────────────┘
```

図 12.8

この式を解けば温度などが決まる。

12.6 熱力学の法則

12.6.1 熱力学の第一法則

[(熱エネルギー)+(位置エネルギー)+(運動エネルギー)] は，状態が変わっても一定で保存される。これが熱力学の第一法則である。ちなみに，力学的エネルギー保存則は「位置エネルギーと運動エネルギーの和は保存される」であった。

12.6.2 熱力学の第二法則

熱力学の第二法則の表現は次のように異なるが，内容的には同じである。
- 熱エネルギーの一部しか運動エネルギーに変えられない。
- 運動エネルギーの大部分を熱エネルギーに変えられる。
- 熱を伴う物理現象は不可逆変化である。
- 熱は，自然に放置すれば，温度の高いほうから低いほうへ移動する。熱を温度の低いほうから高いほうへ移動させるためには，冷房機のように相応の仕事が必要である。

12.6.3 エントロピー

エントロピー[†]は大変わかりにくい量である。物理学を学んだ者でも説明は難しいといわれている。

エントロピーとは「乱雑さ」「無秩序さ」を示す量であり，熱力学の第二法則の別表現でもある…といわれても…。やさしくいえば「物理現象は必ずエントロピーが増大するように進行する」。以下，簡単な例で説明する。

例1：静かな水の中に醤油をたらすと，しばらくはすじを引くような形で水中に広がっていく。さらに時間が経過すると，全体が薄い醤油色になってしまう。これを物理学では「エントロピーが増大」しているという。

例2：整理された部屋はエントロピーが小さい。しかし掃除もせず，整理もせず自然のままに任せると，乱雑な部屋になってしまう。「乱雑な部屋はエントロピーが大きい」とでも理解するとわかりやすいだろうか。

[†] 章末の問題演習 8 に出題されているので概略を説明をする。しかし，エントロピーを的確に説明，理解することは難しいので「エントロピー」なる用語が出たら，飛ばし読みすることを薦める。

問題演習

1 7回-午前-問題59　正しいのはどれか。
a. 熱力学では熱を力として扱う。
b. 熱は低温体から高温体に自ら移動できる。
c. 気体の体積と圧力との積はエネルギーの次元をもつ。
d. 熱を完全に仕事に変換することはできない。
e. 熱機関とは蒸気機関のことである。

　　1. a, b　　2. a, e　　3. b, c　　4. c, d　　5. d, e

　　💡ヒント：cは 7.6 節参照。dは熱力学の第二法則。

2 8回-午後-問題77　熱力学について正しいのはどれか。
a. 熱力学の第一法則とは広い意味でのエネルギー保存則である。
b. 熱力学の第二法則は，熱は完全に仕事に変換できることを意味している。
c. 熱は低温体から高温体へ自ら移動できる。
d. 物体が外圧に逆らって体積を増した場合内部エネルギーは増加する。
e. 摩擦を伴う現象はすべて不可逆変化となる。

　　1. a, b　　2. a, e　　3. b, c　　4. c, d　　5. d, e

　　💡ヒント：気体は絶対零度以外の状況では，特に温度が高ければ，分子が激しく運動している。この気体分子の運動エネルギーの総和を内部エネルギーという。気体分子の分子間引力による位置エネルギーは無視する。簡単にいえば，内部エネルギーは物体の持つ熱エネルギーと考えてよい。 5.2 節の式によると内部エネルギーは絶対温度 T [K] に比例する。

答　　1 4, 2 2

12. 熱力学

3 8回-午前-問題52　温度の単位について正しいのはどれか。

a. Kは熱力学的な絶対温度を表す。
b. ℃は真空中における水の凝固点と沸点とから定められる。
c. 1Kの温度差は (9/5)℃の温度差に等しい。
d. ℃は物体の内部エネルギーを示すのに便利である。
e. 0℃は約273Kである。

　　1. a, b　　2. a, e　　3. b, c　　4. c, d　　5. d, e

4 9回-午後-問題77　熱機関の効率 η（イータ）を表す正しい式はどれか。ただし，Q_1：高熱源からの熱の吸収量，Q_2：低熱源への熱の放出量とする。

　　1. $\eta = Q_1/Q_2$　　2. $\eta = Q_2/Q_1$　　3. $\eta = (Q_1-Q_2)/Q_1$
　　4. $\eta = (Q_1-Q_2)/Q_2$　　5. $\eta = Q_1/(Q_1-Q_2)$

5 10回-午後-問題77　誤っているのはどれか。

1. 気体の体積と圧力との積はエネルギーの次元を持つ。
2. 熱力学第一法則は熱エネルギーを含むエネルギーの保存則である。
3. 熱力学第二法則は熱を完全に仕事に変換できることを意味する。
4. 摩擦を伴う現象は不可逆変化となる。
5. 熱の一部を仕事にかえる装置を熱機関という。

答　　3 2,　4 3,　5 3

6 11回-午後-問題78　正しいのはどれか。

1. 熱伝導は固体にのみ認められる。
2. 体外循環における熱交換は主に熱対流による。
3. 熱対流は流体以外にも認められる。
4. 熱放射は電磁波の形で熱が伝わる。
5. 高温の物体ほど波長の長い電磁波を出す。

💡ヒント：物体が低温のときは赤い色（波長が長い）であるが，高温になるにつれて白っぽくなる。さらに高温になると，薄い紫色（波長が短い）になる。これをウィーンの変位則（ウィーンの法則）という。光高温計で観測するとすぐに理解できるはずである。

7 12回-午後-問題77　熱の移動について正しいのはどれか。

a. 熱は真空中を放射によって伝わる。
b. 空気は水より熱伝導率が大きい。
c. 液体中では対流による熱の移動はない。
d. 血流は体内で熱を移動させる。
e. 脂肪組織は筋組織より断熱効果が大きい。

1. a, b, c　　2. a, b, e　　3. a, d, e　　4. b, c, d
5. c, d, e

💡ヒント：脂肪は熱伝導率が低いので体温保持作用を持つ。12.3節参照。

8 16回-午後-問題77　熱が伝わる方法はどれか。

a. エントロピー　　b. 膨張　　c. 伝導　　d. 対流
e. 放射

1. a, b, c　　2. a, b, e　　3. a, d, e　　4. b, c, d
5. c, d, e

答　　　　　　　　　　　　　　　　　　　6 4, 7 3, 8 5

122 12. 熱 力 学

⑨ **17回-午後-問題77**　水10gの温度を20℃から37℃にするのに必要なおおよその熱量はどれか。ただし，水の比熱は4.2J/(g·℃)とする。

1. 42J　　2. 170J　　3. 714J　　4. 840J　　5. 1568J

💡ヒント：12.1節，対策1～3参照。

⑩ **18回-午後-問題85**　2400kcalの熱量がすべて熱として1日で放出されるとき，おおよその1秒当たりの熱放出量はどれか。ただし，熱の仕事当量を4.2J/calとする。

1. 100W　　2. 120W　　3. 140W　　4. 160W　　5. 180W

💡ヒント：2400kcal=2400×1000×4.2J，1日=24×60×60s

⑪ **ME21回-午前-問題25**　100cm³の筋肉を37℃から42℃まで高めるには，どれだけの熱量が必要か。ただし，筋肉の密度は約1.0g/cm³，比熱は3.4J/g·℃である。

1. 170J　　2. 340J　　3. 600J　　4. 1200J　　5. 1700J

💡ヒント：質量 m[g]＝密度 ρ[g/cm³]×体積 V[cm³]
　　　　　質量 m[kg]＝密度 ρ[kg/m³]×体積 V[m³]

💡ヒント：12.1節，対策1～3参照。

⑫ **ME22回-午前-問題38**　次の物質のうち，常温における熱伝導率の最も高いのはどれか。

1. 銅　　　　2. アルミニウム　　3. 空　気
4. 石英ガラス　5. 水

答　　　　　　　　　　　　　⑨ 3，⑩ 2，⑪ 5，⑫ 1

13 **ME24回-午前-問題33（改）**　1 l の水を30℃から50℃に上昇させるのに必要な熱量を10℃のガラス（1 kg，比熱0.2 cal/(g·K)）に加えると，ガラスは何℃になるか。ただし熱はすべてガラスに加えられるものとする。

　　1. 14　　2. 50　　3. 70　　4. 100　　5. 110

　　💡ヒント：水の比熱＝1 cal/(g·K)＝4.2 J/(g·K) と直して計算する習慣を身につけることを薦める。どちらの単位でも解ける。次の問題 14 も同じである。国家試験では1 J/(g·K)単位が，第2種 ME 試験では1 cal/(g·K)が使われている。

　　💡ヒント：12.1 節，対策1～3参照。

14 **ME25回-午前-問題34**　37℃の状態にある生体材料1 cm³(1 g)に，仕事率1 W でエネルギーを加えると，この部分が100℃になるまでにかかる時間はおよそ何秒か。ただし，1 cal＝4.2 J であり，生体材料の比熱は1 cal/(g·K) とし，この部分は完全に断熱されているものとする。

　　1. 4　　2. 8　　3. 15　　4. 67　　5. 265

答　　　　　　　　　　　　　　　　　　　　　　　　　　　13 5，14 5

13章 電磁波の応用，物理量の単位

13.1 電磁波の種類と医学的応用

図13.1に電磁波の種類を示す。電磁波は真空をも媒質とする横波である。

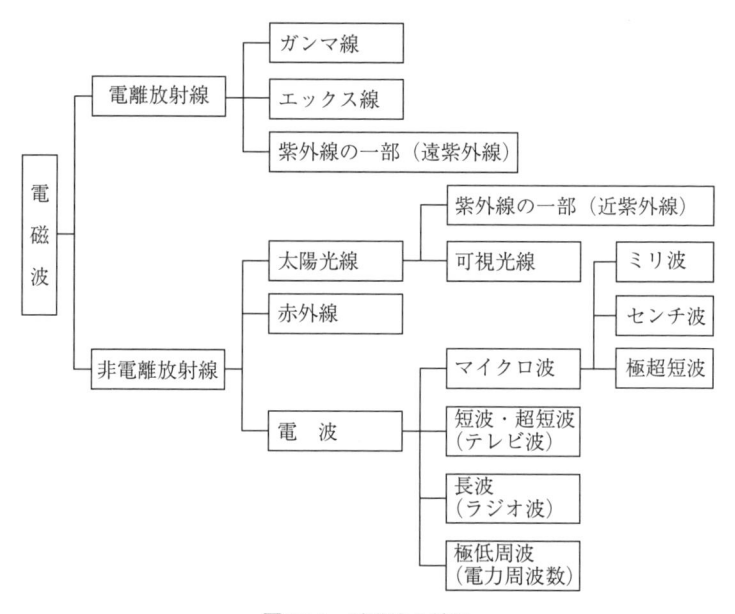

```
                    ┌─ ガンマ線
          ┌ 電離放射線 ─┼─ エックス線
          │           └─ 紫外線の一部（遠紫外線）
電磁波 ─┤
          │                        ┌─ 紫外線の一部（近紫外線）
          │           ┌ 太陽光線 ─┤                    ┌─ ミリ波
          │           │           └─ 可視光線         ├─ センチ波
          └ 非電離放射線┤─ 赤外線              ┌ マイクロ波 ─┴─ 極超短波
                      │           ┌─ 短波・超短波
                      └ 電 波 ────┤  （テレビ波）
                                  ├─ 長波
                                  │  （ラジオ波）
                                  └─ 極低周波
                                     （電力周波数）
```

図13.1 電磁波の種類

電離放射線とは，放射性物質から放射されるにガンマ線や，レントゲン撮影のときのエックス線，皮膚癌の原因といわれる遠紫外線など，危険な電磁波である。電離とは「中性の原子や分子などから，電子がはじき出されて，電気を帯びた原子や分子（イオン）に分かれること」である。

非電離放射線とは，身近な太陽光線と電波である。この放射線は無害といわれているが，太陽光の近紫外線にも発癌作用がある。電波にはたくさんの種類がある。その種類により特徴があり，電波の特徴に合わせた用途がある。

13.2 電磁波の種類・周波数・波長・特徴・利用例

表 13.1 に電磁波の種類と周波数・波長・特徴・利用例について，波長の短い順に並べて示す。国家試験の範囲では，可聴周波数（20 Hz 〜 20 kHz）を低周波，20 〜 30 Hz（または 50 Hz を）超低周波とする。電磁波は横波である。

表 13.1

分類	種類	周波数 [Hz]	波長（概略）	特徴，利用例
放射線	ガンマ（γ）線	3×10^{18}	1/10 000 000 mm = 10^{-7} mm = 10^{-10} m	放射線の一つ。高エネルギーで数センチの鉛も貫通する。透過能力が高い。生体への影響は大きい。科学観測機器　医療
放射線	エックス（X）線	3×10^{16}	1/100 000 mm = 10^{-5} mm = 10^{-8} m	感光作用，イオン化作用。宇宙からも降り注いでいるが波長が短いため大気層に吸収され地表にはほとんど届かない。医療機器（X線，CTスキャナー）
光	紫外線	3×10^{15}	1/10 000 mm = 10^{-4} mm = 10^{-7} m	化学作用，生理作用。弱くても長時間皮膚をさらすと炎症を起こす。大部分はオゾン層で吸収される。殺菌灯　日焼けサロン
光	可視光線	3×10^{13}	1/100 mm = 10^{-2} mm = 10^{-5} m	目を刺激して視覚を発生させる。工学機器
光	赤外線	3×10^{12}	1/10 mm = 10^{-1} mm = 10^{-4} m	原子やイオンを振動させる。ほとんどが熱エネルギーに変換される。工業用（加熱・乾燥），赤外線ヒータ・写真

表13.1 (つづき)

種類		周波数 [Hz]	波長（概略）	特徴，利用例
電波	サブミリ波 マイクロ波	3×10^{11}	$1\,\mathrm{mm} = 10^{-3}\,\mathrm{m}$	光通信システム
	ミリ波（EHF） マイクロ波	3×10^{10}	$1\,\mathrm{cm} = 10^{-2}\,\mathrm{m}$	空気中水分により減衰を受けやすい。大容量通信に適する。 衛星通信，各種レーザ，レーダ
	センチ波（SHF） マイクロ波	3×10^{9}	$10\,\mathrm{cm} = 10^{-1}\,\mathrm{m}$	鋭い指向性があり，ほかからの妨害を受けにくく，ほかへの妨害も少ない。 携帯電話，PHS，無線LAN，電子レンジ
	極超短波（UHF） マイクロ波	3×10^{8}	$1\,\mathrm{m}$	アンテナが小さくてすむので，移動体通信に使われる。 携帯電話，UHFテレビ，タクシー無線，航空機電話 警察・消防通信
	超短波（VHF）	3×10^{7}	$10\,\mathrm{m} = 10^{1}\,\mathrm{m}$	電波の直進性が目立ってくる。 航空管制通信，FM放送，VHFテレビ
	短波（HF）	3×10^{6}	$100\,\mathrm{m} = 10^{2}\,\mathrm{m}$	電離層で反射するので，小電力で遠方まで届く。 船舶・航空機通信，国際放送，短波放送，アマチュア無線
	中波（MF）	3×10^{5}	$1\,\mathrm{km} = 10^{3}\,\mathrm{m}$	地表面を伝わる性質，低い山は乗り越える。 AM放送
	長波（LF）	3×10^{4}	$10\,\mathrm{km} = 10^{4}\,\mathrm{m}$	地表では安定しており，温度の影響も少ない。 船舶・航空機用ビーコン，無線航行
	超長波（VLF）	3×10^{3}	$100\,\mathrm{km} = 10^{5}\,\mathrm{m}$	遠方まで届く，海水への浸透性がよい。 無線航行 長距離通信

超低周波（ELF：電磁場）は，$f = 20\,\mathrm{Hz} \sim 30\,\mathrm{Hz}$ の電磁場をいう場合もある。波長が長すぎて電磁波としての性質が現れにくい，正確には電磁界という。高圧送電線，送配電線，家庭電化製品から放射され，健康への被害があるのか不明である。
電磁波としての低周波については，明確な周波数範囲が決められているわけではない。8.3 節参照。

13.3 量 と 単 位

量とその単位について表 13.2 に示す。

表 13.2

量	単 位
長 さ	メートル：[m]，1 cm = 10^{-2} m，1 mm = 10^{-3} m，1 μm = 10^{-6} m，1 nm = 10^{-9} m
面 積	平方メートル：[m^2]，1 cm^2 = 10^{-4} m^2，1 mm^2 = 10^{-6} m^2
体 積	立方メートル：1 m^3 = 1 000 l (l) 立方センチメートル：1 cm^3 = 1 ml (ml) = 1 cc リットル：1 l (l) = 1 000 cm^3 = 10^{-3} m^3
時 間	時　間：[h]，分：[min]，秒：[s]（[sec]） ミリ秒：1 ms = 10^{-3} s，1 μs = 10^{-6} s， ナノ秒：1 ns = 10^{-9} s，ピコ秒：1 ps = 10^{-12} s
速 さ	秒速：[m/s]，時速：[km/h]
加速度	メートル毎平方メートル：[m/s^2]，浜松の重力加速度：9.797 345 8 m/s^2
質 量	グラム：[g]，キログラム：1 kg = 1 000 g 　　1 g = 10^{-3} kg，1 mg = 10^{-6} kg，1 μg = 10^{-9} kg，1 ng = 10^{-12} kg， 　　1 pg = 10^{-15} kg 注：1 μm = 10^{-6} m，1 μs = 10^{-6} s，電気量の 1 μC = 10^{-6} C のように μ がつくと 10^{-6} がつくのに，質量は 1 μg = 10^{-9} kg となっている。これを [g] 基準で考えると，1 μg = 10^{-6} g となる。 トン：1 t = 1 000 kg
密 度	キログラム毎立方メートル：[kg/m^3] [g/cm^3] も使われることがある。
線密度	[kg/m]：金属線などで 1 m 当たりの質量
力 重 量 重 さ	ニュートン：1 N = 1 kg・m/s^2 重量キログラム：1 kgf，kgw = 9.8 N 大変間違いやすいことであるが，「重量・重さは，質量ではなく力である」。
圧力・応力	パスカル：1 Pa = 1 N/m^2 メガパスカル：1 MPa = 10^6 Pa ≒ 10 kgf/cm^2 重量キログラム毎平方センチメートル： 　　　　　1 kgf/cm^2 ≒ 1 atm ≒ 10 mH_2O 気圧：1 atm = 760 mmHg = 76 cmHg = 760 Torr = 10^5 N/m^2 = 10^5 Pa = 0.1 MPa ≒ 1 kgf/cm^2 ≒ 10 mH_2O トル：トリチェリー　　1 Torr = 1 mmHg
トルク 力のモーメント	力×長さ…ニュートンメートル：[N・m]（[Nm]）
粘度：粘性率	パスカル秒：[Pa・s]

13. 電磁波の応用，物理量の単位

表 13.2 （つづき）

量	単位
周　期	秒 [s]，$1\,\text{ms} = 10^{-3}\,\text{s}$，$1\,\mu\text{s} = 10^{-6}\,\text{s}$，$1\,\text{ns} = 10^{-9}\,\text{s}$
角　度	度 [°]，分 [′]，秒 [″] ラジアン：$1\,\text{rad} = 57.296°$ （度）
周波数 　　（振動数） 回転速度 　　（回転数）	ヘルツ：$1\,\text{Hz} = 1\,\,1/\text{s}$ $1\,\text{kHz} = 10^3\,\text{Hz}$，$1\,\text{MHz} = 10^6\,\text{Hz}$，$1\,\text{GHz} = 10^9\,\text{Hz}$ rpm (revolutions per minute, 毎分回転数) rps (revolutions per second, 毎秒回転数)
エネルギー ・仕事・熱量 エネルギー ＝力×長さ	ジュール：$1\,\text{J} = 1\,\text{N·m}$ 重量キログラムメートル：$1\,\text{kgf·m}$ カロリー：$1\,\text{cal} = 4.2\,\text{J}$ キロワット時：$1\,\text{kWh} = 10^3\,\text{Wh}$，$1\,\text{MWh} = 10^6\,\text{Wh}$
仕事率	ワット：$1\,\text{W} = 1\,\text{J/s}$，$1\,\text{kW} = 10^3\,\text{W}$，$1\,\text{MW} = 10^6\,\text{W}$
温　度	ケルビン：[K]，セルシウス温度：[℃]， $0\,\text{K} = -273\,℃$ なる最低温度はあっても，最高温度はない。
数量：集団を 示す物理量	モル：$1\,\text{mol} = 6.02 \times 10^{23}$ 個の原子または分子の集団
放射線	ベクレル [Bq]：放射能の強さ（放射線を出す原子の数の多さ）を示す。 シーベルト [Sv]：被ばく線量，線量当量　放射線の生物への影響量を示す。 レム [rem] 現在は使わない。：線量当量，被ばく線量　$1\,\text{Sv} = 100\,\text{rem}$ グレイ [Gy]：吸収線量…生物などが吸収する放射線のエネルギー 　　　　α 線，中性子線以外は大胆に $1\,\text{Sv} = 1\,\text{Gy}$ としてよい。 　　　被ばく線量 [Sv] ＝放射線荷重係数 (W_R) ×吸収線量 [Gy] 　　　：β 線・X 線・γ 線では $W_R = 1$ ラド [rad]，現在は使わない。$1\,\text{Gy} = 100\,\text{rad}$ レントゲン R：照射線量：現在は使わない（X 線，γ 線にのみ使う）。 $1\,\text{C/kg} = 4 \times 10^3\,\text{R}$：照射線量（X 線，$\gamma$ 線にのみ使う）
磁　気	磁場の強さ：[A/m]，[N/Wb] 磁束密度 B：[Wb/m^2]，テスラ [T] 磁束（ファイ Φ）：ウェーバ [Wb] 面積を S とすると　$\Phi = BS$　の関係がある。
電　気	クーロン：電荷の単位。$1\,\text{C} = 1\,\text{A·s}$ 　　　　$1\,\mu\text{C} = 10^{-6}\,\text{C}$ アンペア：電流の単位。$1\,\text{A} = 1\,\text{C/s}$ 　　　　$1\,\text{mA} = 10^{-3}\,\text{A}$，$1\,\mu\text{A} = 10^{-6}\,\text{A}$ ボルト：電位の単位。[V] 　　　　$1\,\text{mV} = 10^{-3}\,\text{V}$，$1\,\mu\text{V} = 10^{-6}\,\text{V}$，$1\,\text{kV} = 10^3\,\text{V}$

表 13.2 （つづき）

量	単 位
電　気 アドミタンスを使うと各種計算が楽になる。	オーム：電気抵抗 [Ω] …R, L, C の交流に対する抵抗をインピーダンスといい，Z [Ω] で示す。 　　　$1\,\mathrm{m\Omega} = 10^{-3}\,\Omega$, $1\,\mathrm{k\Omega} = 10^{3}\,\Omega$, $1\,\mathrm{M\Omega} = 10^{6}\,\Omega$ ファラド：静電容量 [F] 　　　$1\,\mu\mathrm{F} = 10^{-6}\,\mathrm{F}$, $1\,\mathrm{pF} = 10^{-12}\,\mathrm{F}$ ヘンリー：[H]。インピーダンスや誘導起電力は，インダクタンス（誘導係数）L [H] に比例する。 例：$Z_L = 2\pi f L$, $\quad V = -L\dfrac{di}{dt}$。$1\,\mathrm{mH} = 10^{-3}\,\mathrm{H}$ ジーメンス [S]：電流の流れやすさを示すアドミタンス＝抵抗の逆数 $1/R$ の単位 ◎　アドミタンス＝インピーダンス Z の逆数 $1/Z$ の単位ジーメンス [S]
音の大きさ	デシベル [dB]，ホン [phon]：音の聴覚的な強さのレベル。1 000 Hz の純音に対しては [phon] は [dB] に等しい。人は，周波数によって聴こえ方が異なるので，周波数が違えば同じ [dB] でも [phon] は異なる。しかし，日常生活では [dB] = [phon] としてよい。 　エネルギーを観点とした音の強さの S/N 比 [dB] 　　$= 10\log\left(\dfrac{\text{音の強さ}}{\text{基準の音の強さ}}\right) = 10\log\left(\dfrac{I}{I_o}\right)$ 　音圧を観点とした音圧レベル [dB] 　　$= 20\log\left(\dfrac{\text{音の実効値音圧}}{\text{基準の実効値音圧}}\right) = 20\log\left(\dfrac{P_\text{実効}}{P_\text{0実効}}\right)$
光源の光度	カンデラ [cd]：1 本のろうそくの光度は約 1 cd，40 W 蛍光灯では約 300 cd。 カンデラとは，ろうそくの candle からきている。

13.4 基本単位

　基本単位とは，厳密な基準が定められている単位であり，[m]，[kg]，[s]，[A]，[K]，[mol]，[cd] の 7 種類ある。これを国際基本単位（SI）という。

　質量：パリ郊外セーブルの国際度量衡局に保管されている「国際キログラム原器」の質量が 1 kg と定められている。日本にも複製品がある。

　時間：セシウム 133 から出る光の振動数（周期 $T = 1/f$）から決められる。

　これをセシウム原子時計といい，3000 万年に 1 秒の誤差である。最新の，実用化されているストロンチウム光格子原子時計の誤差は 300 億年に 1 秒であ

130　13. 電磁波の応用，物理量の単位

る。

長さ：真空中を 1 s 間に進む光の速さ ＝ 299 792 458 m/s から決められる。

■■■■■■■■■■■■■　**問 題 演 習**　■■■■■■■■■■■■■

1　7 回-午前-問題 74　　国際単位系（SI）の基本単位で**ない**のはどれか。
  1.　質量の単位：キログラム　　2.　力の単位：ニュートン
  3.　電流の単位：アンペア　　4.　熱力学的温度の単位：ケルビン
  5.　物質量の単位：モル

2　12 回-午前-問題 50　　単位を表す組合せで正しいのはどれか。
  a.　絶対温度————ケルビン　　b.　吸収線量————ヘンリー
  c.　磁束————ジーメンス　　d.　電気量————ファラド
  e.　放射能————ベクレル
  1.　a, b　　2.　a, e　　3.　b, c　　4.　c, d　　5.　d, e

3　14 回-午後-問題 86　　比熱の単位はどれか。
  1.　K/J・kg　　2.　J・kg/K　　3.　kg/J・K　　4.　J/kg・K
  5.　単位なし
  ヒント：普通は［J/(g・K)］である。珍しい問題。12.1 節参照。

4　15 回-午前-問題 51　　量と単位との組合せで**誤っている**のはどれか。
  a.　磁束————Wb　　b.　インダクタンス————H
  c.　光束————lx　　d.　放射能————Gy
  e.　磁気誘導————Bq
  1.　a, b, c　　2.　a, b, e　　3.　a, d, e　　4.　b, c, d
  5.　c, d, e

答　　　　　　　　　　　　　　　　　　　　1　2，2　2，3　4，4　5

問題演習

5 16回-午後-問題81　　放射線の線量当量の単位はどれか。
　　a. R　　b. Sv　　c. rem　　d. rad　　e. Gy
　　1. a, b　　2. a, e　　3. b, c　　4. c, d　　5. d, e
　　参考：最近では［rem］は使わない。1 Sv = 100 rem である。

6 17回-午前-問題50　　基本単位による組立単位の表現として**誤っている**のはどれか。
　　a.　$1\,Hz = 1\,s^{-1}$
　　b.　$1\,N = 1\,kg \cdot m \cdot s^{-2}$
　　c.　$1\,J = 1\,kg \cdot m^2 \cdot s^{-2}$
　　d.　$1\,W = 1\,kg \cdot m \cdot s^{-3}$
　　e.　$1\,C = 1\,A \cdot s^{-1}$
　　1. a, b　　2. a, e　　3. b, c　　4. c, d　　5. d, e
　　ヒント：これは国際基本単位（SI）による表し方である。$1\,kg \cdot m \cdot s^{-2}$ は、$1\,kg \cdot m/s^2$ と同じである。

7 ME22回-午前-問題27　　SI単位の組合せで**誤っている**ものはどれか。
　　1. J ── $N \cdot m^{-1}$
　　2. Pa ── $N \cdot m^{-2}$
　　3. W ── $J \cdot s^{-1}$
　　4. F ── $C \cdot V^{-1}$
　　5. Ω ── $V \cdot A^{-1}$

8 ME27回-午前-問題29　　単位の組合せで**誤っている**のはどれか。
　　1. J ── $kg \cdot m^2/s$
　　2. Pa ── $kg/(m \cdot s^2)$
　　3. N ── $kg \cdot m/s^2$
　　4. W ── J/s
　　5. C ── $A \cdot s$

答　　5 3, 6 5, 7 1, 8 1

14章 次元, 有効数字, 誤差, 単位の変換

14.1 次　　元

次元とは物理量の性格を示す「式」である。長さを示す記号を L (Lenngth), 質量を示す記号を M (Mass), 時間を示す記号を T (Time) とする。

「仕事 $W=FS$」と「ばねのエネルギー $\frac{1}{2}kx^2$」は式は違っても「次元は同じ」である。

次元式の表し方（単位から求める）

① 長さの単位メートル m を L に, 質量の単位 kg を M に, 時間の単位 s を T に変えればよい。

② 順序は LMT の順とする。

例1：力 $F=ma$ （質量 m の単位は [kg], 加速度 a の単位は [m/s²]）より力の単位（ニュートン N）を基本単位で示すと [kg·m/s²] となる。これを次元式に直すと次式となる。

$$\mathrm{ML/T^2} \longrightarrow \mathrm{MLT^{-2}} \longrightarrow [\mathrm{LMT^{-2}}]$$

例2：速度は [m/s], M は無いので M^0 とせず, これを省いて [LT^{-1}] とする。

14.2 有 効 数 字

近似値や測定値を表す数字のうち, 有意義な桁数だけとったもので, 例えば 234.5 g という測定値を得たとき

有効数字を 2 桁とすると, 左から 3 桁目を四捨五入し 230 g とし, 2.3×10^2 g と書く。

有効数字を 3 桁とすると, 左から 4 桁目を四捨五入し 235 g とし, 2.35×10^2 g と書く。

14.3 有効数字を考えた四則演算

14.3.1 加法,減法

小数点以下の少ない桁までの値とする。

$$25.6 + 0.12 = 25.72 = 25.7$$

は小数点以下2桁を四捨五入し,小数点以下1桁でまとめる。
25.6には,小数点以下2桁の数字はないので,計算しても意味がない。

14.3.2 乗法,除法

有効数字の小さい桁数までの値とする。

$$25.6 \times 0.12 = 3.072 = 3.1$$

は有効数字の桁数が小さいのは 0.12 で2桁ある。

$$34.58 \div 0.744 = 46.478 = 46.5$$

は有効数字の桁数が小さいのは 0.744 で3桁ある。

14.3.3 定数,無理数

計算式中の数の[最小有効桁数+1桁]とする。

$$2.3 \times 6.83 \times \sqrt{2}$$

の計算中の $\sqrt{2}$ は,[最小有効桁数は 2.3 の有効桁数 2]+1=3桁であるから 1.41 とする。

14.4 誤差の種類

 物理量(長さ,質量,電流など)を測定すると誤差が生じる。測定値と真の値の差を絶対誤差または誤差といい,誤差と測定値との比を相対誤差(普通[%]で表す)という。

$$絶対誤差 = |測定値 - 真の値|$$

$$相対誤差 = \frac{絶対誤差}{|真の値|} \times 100 [\%] = \frac{|測定値 - 真の値|}{|真の値|} \times 100 [\%] : 正の値$$

精度の良さを示すのには,相対誤差が適している。

真の値とは，測定値の平均値とする場合が多い．ただし，すでに知られた定数などは，その定数を真の値とする．

【例題】 浜松の重力加速度の精密測定値は $9.7973458\,\mathrm{m/s^2}$ である．振り子を使って重力加速度を測定したら $9.82\,\mathrm{m/s^2}$ であった．このときの絶対誤差と相対誤差を求めよ．

〔答〕

$$\text{絶対誤差} = |\text{測定値} - \text{真の値}| = |9.82 - 9.797| = 0.023 = 0.02\,\mathrm{m/s^2}$$

$$\text{相対誤差} = \frac{\text{絶対誤差}}{|\text{真の値}|} \times 100\,[\%] = \frac{0.023}{9.797} \times 100 = 0.234 = 0.23\%$$

14.5 誤差の分類

① **系統誤差** 測定器具の不備，測定の読み取り間違い，癖，用いる理論の間違いによる誤差である．系統誤差を少なくする対策は，原因の究明をし，実験器具の改善や，測定訓練をする必要がある．誤差論の対象ではない．

② **偶然誤差** 測定者が感知できない偶然の誤差である．偶然誤差を少なくする対策は，測定回数を増やすしかない．誤差論の対象になる．

なお，n 回の測定を平均すると偶然誤差は $1/\sqrt{n}$ になる．言い換えるならば，同じ量を100回測定すると $1/\sqrt{100} = 1/10$ になり，測定の有効数字（精度）が1桁上がることを意味している．

14.6 有効数字の桁数と測定精度

測定値が $a = 48\,\mathrm{mm}$ である場合は，a は $47.5 \leqq a < 48.5$ と考えられるから誤差は $\pm 0.5\,\mathrm{mm}$ なので

$$\text{相対誤差} = \frac{0.5}{48} \times 100 = 1.0\%$$

同様に $a = 48.7\,\mathrm{mm}$ の場合は，a は $47.65 \leqq a < 48.75$ と考えられるから誤差は $\pm 0.05\,\mathrm{mm}$ なので

$$\text{相対誤差} = \frac{0.05}{48.7} \times 100 = 0.10\%$$

相対誤差が3％程度なら良い実験である。相対誤差が1％程度なら素晴らしい実験である。相対誤差が0.1％程度なら驚異的実験である。相対誤差を0.01％程度にするためには，例えば電流計・電圧計は相当高価なものが必要であるし，実験室の温度を一定にするなど，簡単ではない。

14.7 誤差についての不思議

本格的な誤差論は難しいので結論のみを示す。

不思議1 乗除（掛け算，割り算）において，測定値 X の相対誤差が a [％]，測定値 Y の相対誤差が b [％] のとき，$X \times Y$ および $\dfrac{X}{Y}$ の相対誤差は $(a+b)$ [％]である。したがって，$X^2 = X \times X$ の誤差は $(a+a) = 2a$ [％]である。また，$X^3 = X \times X \times X$ の誤差は $(a+a+a) = 3a$ [％]である。章末の問題演習 3, 5 参照。

不思議2 X と Y が正規分布をするとき $(X+Y)$ もまた正規分布する。章末の問題演習 6 参照。

14.8 単位の変換法

以下の，いくつかの例から，単位変換のコツをつかんでほしい。

例1 1 mm は何 m か。

$1 \text{ m} = 1\,000 \text{ mm} = 10^3 \text{ mm}$，よって $10^{-3} \text{ m} = 1 \text{ mm}$

例2 1 cm² は何 m² か。

図 14.1 より

$1 \text{ m}^2 = 100 \times 100 \text{ cm}^2 = 10^4 \text{ cm}^2$

よって $10^{-4} \text{ m}^2 = 1 \text{ cm}^2$

例3 1 cm³ は何 m³ か。

図 14.2 より

$1 \text{ m}^3 = (1 \text{ m} \times 1 \text{ m} \times 1 \text{ m})$
$= 100 \times 100 \times 100 \text{ cm}^3$
$= 10^6 \text{ cm}^3$

よって $10^{-6} \text{ m}^3 = 1 \text{ cm}^3$

図 14.1

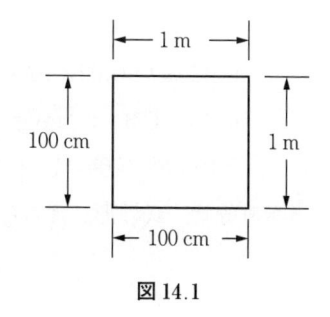

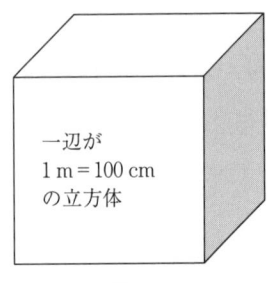

14. 次元，有効数字，誤差，単位の変換

国家試験では，次の 10 の整数乗倍を知る必要がある。アンダーラインをつけた単位はよく使う。

<u>テラ</u>………T……10^{12} <u>ミリ</u>………mm…10^{-3}

<u>ギガ</u>………G……10^{9} <u>マイクロ</u>…μ……10^{-6}

<u>メガ</u>………M……10^{6} <u>ナノ</u>………n……10^{-9}

<u>キロ</u>………k……10^{3} <u>ピコ</u>………p……10^{-12}

図 14.2　一辺が 1 m = 100 cm の立方体

10 の整数乗倍を数直線状に示すと

```
 テラ     ギガ     メガ     キロ      1      ミリ    マイクロ   ナノ     ピコ
  T       G       M       k              mm      μ      n       p
10^12    10^9    10^6    10^3     1     10^-3   10^-6  10^-9   10^-12

 0 | 0 0 0 | 0 1 0 | 0 0 0 | 0 0 0 | 0 0 0 | 0 0 0 | 0 0 0 | 0 0 0
 0 | 0 0 0 | 0 0 0 | 0 2 0 | 0 0 0 | 0 0 0 | 0 0 0 | 0 0 0 | 0 0 0
 0 | 0 0 0 | 0 0 0 | 0 0 0 | 0 0 3 | 0 0 0 | 0 0 0 | 0 0 0 | 0 0 0
 0 | 0 0 0 | 0 0 0 | 0 0 0 | 0 0 0 | 0 0 0 | 0 0 4 | 0 0 0 | 0 0 0
```

これより

　　10 MHz = 10 000 kHz = 10^4 kHz = 10^7 Hz

　　0.02 MΩ = 20 kΩ,　0.3 V = 300 mV,　0.04 μF = 40 000 pF（nF は，あまり使わない）

であることを示している。これを式の形で表せば

　　10 MHz = 10×10^6 Hz = 10^7 Hz

　　0.02 MΩ = 0.02×10^6 Ω = 0.02×10^3 kΩ = 20 kΩ

　　0.3 V = 0.3×10^3 mV = 300 mV

　　0.04 μF = 0.04×10^6 pF = 40 000 pF

数直線状，式の形，どちらでもよいので確実な方法を身に付けてほしい。

問題演習

1. **21回-午後-問題73** 円管内の流れについて正しいのはどれか。
    1. 流線が交差する流れを層流という。
    2. ハーゲン・ポワゼイユの式は乱流で成立する。
    3. 乱流では流速分布が放物線状になる。
    4. 流体の粘性率が高くなるとレイノルズ数は大きくなる。
    5. レイノルズ数は無次元数である。

2. **ME19回-午前-問題35** 長さ，質量，時間をそれぞれL，M，Tで表すと，力の次元は次のうちどれか。
    1. $[L \cdot M \cdot T^{-2}]$　2. $[L^2 \cdot M \cdot T^{-2}]$　3. $[L^{-1} \cdot M \cdot T^{-1}]$
    4. $[L \cdot M^2 \cdot T^{-2}]$　5. $[L^2 \cdot M^2 \cdot T^{-1}]$

3. **7回-午前-問題75** 2つの量 a および b の測定における相対誤差がそれぞれ1.0％，0.2％であるとき，量 $c = a/b$ を求める場合に予想される誤差はおよそ何％か。
    1. 0.6　2. 0.8　3. 1.0　4. 1.2　5. 5.0

4. **8回-午前-問題51** ディジタル電圧計が0.1564Vを示した。有効数字が2桁であるとき正しい表し方はどれか。
    a. 15.64×10^{-2} V　b. 16.00×10^{-2} V　c. 0.1600 V
    d. 1.6×10^{-1} V　e. 16×10^{-2} V
      1. a, b　2. a, e　3. b, c　4. c, d　5. d, e

答　　1 5，2 1，3 4，4 5

14. 次元，有効数字，誤差，単位の変換

5 16回-午前-問題51　誤っているのはどれか。

1. 偶然誤差は正規分布に従う。
2. 偶然誤差は統計処理によって小さくできる。
3. 系統誤差は校正によって除去できる。
4. 測定値を2乗すると誤差は4倍になる。
5. n 回の測定値を平均すると偶然誤差は $1/\sqrt{n}$ となる。

ヒント：多くの測定値などの度数を縦軸に，測定値の大きさを横軸にグラフを書くと，特に偶然誤差がある場合には図14.3(a)のようになる。これを正規分布またはガウス分布という。σ は標準偏差で，グラフの横の広がり具合を示す量である。σ が大きいと測定値のばらつきが大きい。

統計処理とは，平均値を求めたり，最小二乗法による数学的処理をいう。数学的処理を行うと偶然誤差が小さくなり，測定値や関係式の信頼度が高まる。

大学入試センター試験の分布は，図(b)のように σ が大きくガウス分布に近い。試験問題が，難しくもなくやさしくもない良い問題であることを示している。

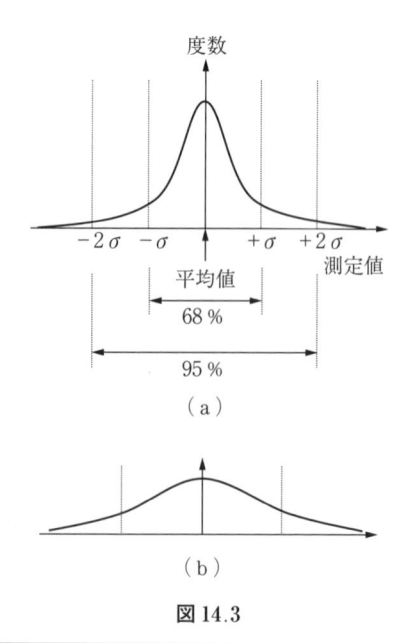

図 14.3

答　　　　　　　　　　　　　　　　　　　　　　　　　　　　　5　4

問題演習

6 17回-午前-問題51　正しいのはどれか。
1. 2つの測定値の和の偶然誤差は各測定値の偶然誤差の和になる。
2. 2つの測定値の差の偶然誤差は各測定値の偶然誤差の差になる。
3. 2つの正規分布する測定値の和は正規分布する。
4. n回の測定値を平均するとその系統誤差は$1/\sqrt{n}$になる。
5. n回の測定値を平均するとその偶然誤差は$1/n$になる

7 18回-午前-問題52　正確さが0.50％，定格が100 Vのアナログ式電圧計で20 Vの電圧を測定するときの最大誤差はどれか。ただし，指示の読取りに誤差はないものとする。

1. 0.10％　2. 0.50％　3. 1.0％　4. 2.5％　5. 10％

ヒント：正確さが0.50％，定格が100 Vとは
$$100 \times \frac{0.5}{100} = 0.50 \text{ V}$$
の誤差がつねにつきまとうことを示している。すなわち，5 V, 20 V, 50 V, 80 Vと読み取っても，必ず0.50 Vの誤差がある。20 Vの読みの場合
$$相対誤差 = \frac{0.5}{20} \times 100 = 2.5\%$$
となる。ディジタル電圧計では，最後の桁で±2～4程度の誤差がある。

8 19回-午前-問題51　正しいのはどれか。
a. 繰り返し測定して平均値を求めると偶然誤差は減少する。
b. 計測器の校正を怠ると系統誤差が生じる。
c. 計測器の目盛りの読み間違いによって偶然誤差が生じる。
d. 計測器の校正法の誤りによって過失誤差が生じる。
e. 量子力学現象によって量子化誤差が生じる。

1. a, b　2. a, e　3. b, c　4. c, d　5. d, e

答　　　6 3, 7 4, 8 1

15章 断層撮影装置

15.1 X線CT

　CT は computerized (computed) tomography の略称で，コンピュータ断層撮影（法）を意味する。断層撮影にX線を用いたものがX線CTである。ヘリカルX線CTでは**図 15.1**のように，位置 A のX線管と位置 B の検出器が一体となって患者の周りを高速で回転し，患者は，図では紙面に垂直方向に一定の速度で移動する。

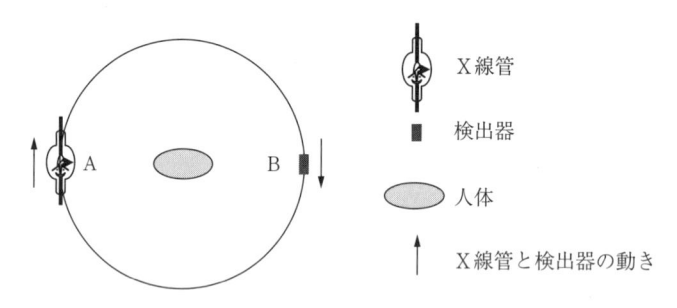

図 15.1

　図の円周を1回転するごとに得られたX線検出をコンピュータ処理することにより，患者のX線断層画像を作る。最近では，検出器を多数並べることにより立体画像（3D画像，三次元表示）も鮮明に得られるようになってきた。
　図の動きについて，X線管と検出器の動きを人体から見ると，**図 15.2**のように，ヘリカル（螺旋）状に動いて見える。したがって，ヘリカルX線CTという。ヘリカルX線CT以外のCTや造影剤などの技術的説明は他書に譲る。
　X線CTなどで使われる造影剤は，X線吸収差を大きくする物質で，撮影目標臓器と周囲とのコントラストを強めるために用いられる。

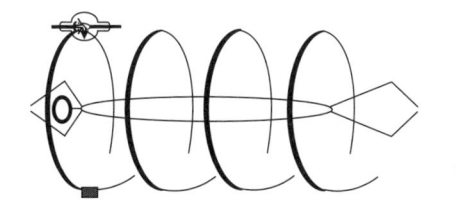

図 15.2

15.2 MRI

　MRI は magnetic resonance imaging の略称であり，磁気共鳴画像法を意味する。MRI は，おもに，体内に多く存在する水素原子の原子核（陽子）の核磁気共鳴（NMR：nuclear magnetic resonance）を利用した磁気共鳴画像法である。普通の水素原子の原子核は陽子のみが存在する。核融合させるための重水素，三重水素などの同位原子は中性子を1つないしは2つ持っている。国家試験では，「磁気共鳴画像法」として出題されたことはなく，「核磁気共鳴法」，「核磁気共鳴」として出題される。

MRI についての簡単な説明

　体内には水素原子が存在する。水素原子の原子核：陽子は小さな磁石としての性質（スピン：核磁気）を持っている。人体を強力な磁界（例えば1T）内に置くとスピンが少し整列する。整列したスピンにラジオ波（テレビ放送周波数に近い 42.58 MHz）を当てると，スピンが歳差運動を始める。特別な方法で（傾斜磁場コイルの電流を ON-OFF する），強力な磁界を変化させると，スピンの歳差運動が止まる。止まるまでの時間を緩和時間という。正常細胞と癌細胞の緩和時間が異なるので，緩和時間差をとらえて画像化する装置を MRI という。スピン：核磁気を共鳴させて歳差運動させるために，核磁気共鳴を利用した磁気共鳴画像法（核磁気共鳴法）という。

　以下，MRI についてやや詳しく説明する（図 15.3, 15.4）

　水素をはじめとして，一般の原子は電子，原子核（陽子，中性子）で構成され，それぞれが磁石の性質（スピンという）を持つ。スピンとは，電子・陽子・中性子などの，磁石としての性質を持つ固有の量であると納得するほうがよいと思う。ここでは，簡単のために「スピン＝水素の原子核：陽子のスピ

15. 断層撮影装置

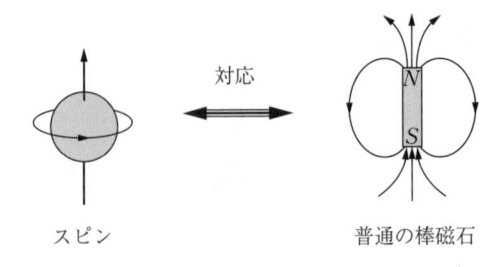

スピン ⇔ 対応 ⇔ 普通の棒磁石

図 15.3

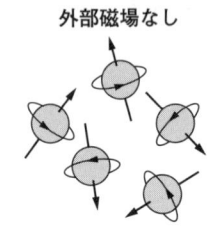

外部磁場なし / 強い外部磁場あり / 上向きの外部磁場

スピンがばらばらの向き

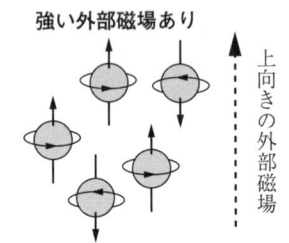

上向きのスピンが3つ、下向きのスピンが2つ、合成して、上向き1つのスピンを持つと考える。

図 15.4

ン」とする。しかし，通常の状態ではそれぞれのスピンの向きはばらばらであり，全体としては磁石としての性質を持たない。ここに強い外部磁場をかけると，スピンは磁場をかけた向きにわずかにそろう。これにより，全体として磁場をかけた向きに，わずかに磁石化する。

外部磁場（例えば1T）をかけた状態で，水素の原子核に特定の周波数のラジオ波（テレビ放送の周波数に近い 42.58 MHz）を照射すると，磁石化した核は外部磁場方向を軸として歳差運動（周波数 42.58 MHz）を行う。その歳差運動を行う周波数をラーモア周波数（$f_{ラーモア}$）と呼び，$f_{ラーモア}$は外部磁場の強さ（H [A/m]）または磁束密度（B [Wb/m^2]（[T]））に比例する。

ちなみに，外部磁場が2Tのときは，

$$f_{ラーモア} = 2 \times 42.58 = 83.16 \text{ MHz}$$

である。

15.2 MRI

歳差運動とは，コマの首振り運動と同様な運動である。

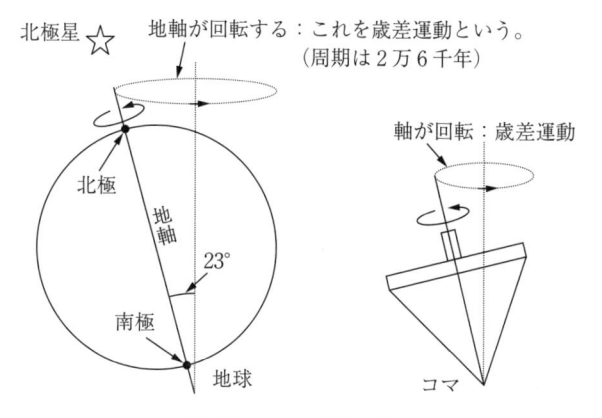

地球とコマの歳差運動

地軸とは，地球が自転する際の軸であり，北極点と南極点を結ぶ直線を指す。地球の地軸は，公転面に垂直な線（法線）に対して，約23°傾いている。ちなみに地球の歳差運動周期は2万6千年であり，北極星はいずれ真北ではなくなる。

表15.1は磁場強度 1.0 T（$[Wb/m^2]$）中での原子の共鳴周波数（$f_{ラーモア}$）である。

水素原子の $f_{ラーモア}$ が多く使われるのは，生体を構成する物質の大部分が水（水素を含む）であるからである。炭素原子 ^{13}C，リン原子 ^{31}P は量的にきわめて少ないので，あまり使われない。

表 15.1

原子	共鳴周波数
水素原子 ^1H	42.58 MHz
炭素原子 ^{13}C	10.71 MHz
リン原子 ^{31}P	17.24 MHz

さて，MRI の構造を**図 15.5** に示す。簡単のために，共鳴周波数を 42.58 MHz，体を貫く外部磁場が 1T の場合を念頭に置く。

スピンの傾き，磁場の向き・大きさ，42.58 MHz の送受信アンテナ，歳差運動の様子を再度説明すると，**図 15.6** のように，1 T の外部磁場をかけ，特定の周波数のラジオ波（水素原子 ^1H の場合 42.58 MHz）を照射すると，磁石化した核は外部磁場方向を軸として歳差運動を行う。

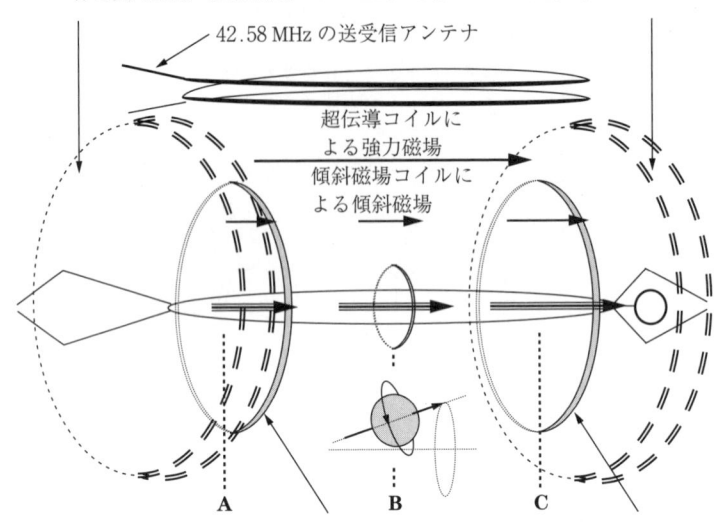

15. 断層撮影装置

体を貫く磁場（外部磁場：ほぼ1T）を作るための超伝導コイル

42.58 MHz の送受信アンテナ

超伝導コイルによる強力磁場

傾斜磁場コイルによる傾斜磁場

A　B　C

傾斜磁場（位置によって変化する磁場）を作るための傾斜磁場コイル

断面 A は，下腹のあたり。例えば合成磁場が 0.98T になり，水素スピンは歳差運動をしない。	断面 B は，胃のあたり。例えば合成磁場が 1.00T になり，水素スピンが歳差運動をする。したがって，この断面の情報をコンピュータ処理して MRI 断層写真が得られる。	断面 C は，胸のあたり。例えば合成磁場が 1.02T になり，水素スピンは歳差運動をしない。

超伝導コイルによる強力磁場　────────→　と
傾斜磁場コイルによる傾斜磁場　→　→　→　を
合成した磁場を　⇒　⇒　⇒　で示す。

図 15.5 MRI の構造

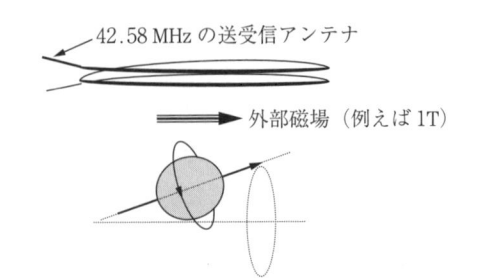

42.58 MHz の送受信アンテナ

⇒ 外部磁場（例えば1T）

図 15.6

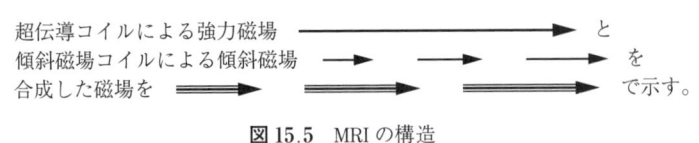

傾斜磁場を作るコイルの電源を切ると，体を貫く合成磁場が1Tでなくなるので，歳差運動をしなくなり元の状態に戻る。

この元の状態に戻るまでの過程（緩和現象）で，それぞれの組織によって戻る時間（緩和時間）が異なる。核磁気共鳴画像法では，各組織における戻り方（緩和時間）の違いを捉えて画像化する。一般に，水を含んでいる組織の違いや病変部などで緩和時間が異なる。脂質組織は比較的短い緩和時間を示し，炎症組織は長い緩和時間を示す。これを画像として作成する。

MRI装置の中に，患者が入るときは，金属類を身に付けるのは非常に危険である。鉄などの金属は，強力な力を受け，MRI装置の中に吸い込まれていくからである。

そして「がんがんと大きな音の正体は何か」と疑問を持つ人が多い。超伝導コイルによる強烈な磁場の中で，2つのコイルで構成している傾斜磁場コイルに，大電流を短時間でON-OFFするため，2つのコイルどうしが引きつけたり，内径が広がったり，力がかからなくなったりして振動するからである。耳栓をして心安らかにして，うとうと眠りの世界に入るほうが得策である。

MRIは，核磁気共鳴現象を利用して，生体内のプロトン（陽子）やリン31，炭素13などの核種の密度・緩和時間・代謝などの情報を画像化することができる。章末の問題演習3参照。

造影剤は，撮影目標臓器（炎症組織）の周囲にあるプロトンの緩和時間を短縮させ，画像コントラストを強調させる効果がある。

15.3 PET

PETとはpositron emission tomographyの略称である。positronとは陽電子，emissionとは放射，tomographyとは断層撮影（法）のことを示している。

陽電子の存在を予言したのがイギリスの物理学者ディラック，その存在を実験的に発見したのがイギリスの物理学者アンダーソン，それは80年前の1930年頃である。筆者が大学生の1965年頃はPETができることなど，予測した学者はほとんどいなかった。

15. 断層撮影装置

PETは，放射性同位元素，加速器サイクロトロン，核崩壊，核反応，核変換，陽電子，陰電子，消滅γ線，質量エネルギー，同時計数装置など，難しくて多様な知識を組み合わせた機器である。したがって，説明の重複はあるが，16章の理解を深めるための繰返し学習であると割り切ってほしい。

> **FDG・PET**（国家試験では単にPETという）についての簡単な説明
>
> 　国家試験では「ポジトロンCT」，「ポジトロン断層法」，「陽電子放射断層撮影」「単にPET」として出題される。FDGを使うPETをFDG・PETという。
> 　癌細胞は，増殖するためのエネルギーとしてブドウ糖を大量に必要とする。このブドウ糖内のヒドロキシ基（−OH）を，陽電子を放出する放射性同位元素フッ素18（$^{18}_{9}F$）に置き換える。これをFDGという。FDGはブドウ糖と同じ性質を持つので癌細胞に大量に集まる。FDGからは陽電子が放出される。陽電子は放出されると，ただちに，周りの普通の電子（陰電子）と合体する。合体するとただちに，逆方向に消滅γ線を同時に2つ放出する。このγ線を放出する位置をコンピュータ処理して，画像化する装置がFDG・PETである。

　以下，FDG・PETについてやや詳しく説明する。ブドウ糖と，ほぼ同じ性質を持つFDG（正式名称は18F-FDG（フルオロデオキシグルコース））を使ったFDG・PETについて，簡単な流れを説明したあとに，☐内にやや詳しい説明をする（原子核崩壊なども説明している）。しかし，国家試験の過去問にはないので読みとばしても構わない。

流れ1：普通の水（H_2O）は$^{16}_{8}O$でできているが，核崩壊をしない安定した同位元素$^{18}_{8}O$を使った水を用意する（市販品がある）。

流れ2：$^{18}_{8}O$を使った水（H_2O）に，帯電粒子加速器サイクロトロンで加速された陽子を，水分子の$^{18}_{8}O$に照射すると，陽電子を放出する放射性同位元素$^{18}_{9}F$に変わる。反応式は次式である。pは陽子，nは中性子を示す。

$$^{18}_{8}O + p \longrightarrow {}^{18}_{9}F + n$$

　実際にできるのは$^{18}_{9}F^{-}$イオンである。$^{18}_{9}F^{-}$は特殊な樹脂に吸着させて回収する。詳しく知りたい者は専門書をひもとくか，FDGを作っている会社に問い合わせるとよい。

流れ3：ヒドロキシ基（−OH）を持つブドウ糖と $^{18}_{9}F$ を反応させると。ブドウ糖内の−OH 1個と $^{18}_{9}F$ が置き換わる。−OH 1個と $^{18}_{9}F$ が置き換わった物質をFDG（正式名称は18F-FDG）という。

　最近では，サイクロトロン設備が高額であるために，完成された「FDGスキャン注」として販売されている。全国のおもな地域の病院には，使用の数時間前に作り，使用時に最も良い状態になるように配達するシステムになっている。

流れ4：きわめて不安定な $^{18}_{9}F$ は陽電子 e^+ を放出して安定する。自然は不安定が嫌いである（なんとか安定になろうとする）。

参考：中性子（newtronの頭文字 n で表す），陽子（protonの頭文字 p で表す），電子（electronの頭文字 e で表す。負の電気を持つ陰電子を e^- で，正の電気を持つ陽電子を e^+ で表す）。

流れ5：陽電子 e^+ は身の周りの自然界には存在しない。放出された陽電子 e^+ は，負の電気を持つ陰電子 e^- を見つけると，ただちに合体（反応）し，たがいに逆向きの消滅γ線を放出する（p.150の例題③〔答〕参照）。陽電子放出物質 $^{18}_{9}F$ を含むFDGを集めた癌細胞からは，次の反応により消滅γ線が，いろいろな方向に放出される。

　　消滅γ線 ←――― e^+e^- ―――→ 消滅γ線
　　流れ6では消滅γ線を ←―――→ で示す。

流れ6：癌細胞付近からは，たくさんの消滅γ線が出ている。3つ以上の消滅γ線の軌跡が交わる個所にFDGが集まっている。癌細胞が存在することになる。**図15.7**では・がそれである。

図の円周部分にγ線検知器が配置されている。

一対のγ線が2個の検出器に同時に検出されたときだけ計数する回路（同時計数回路）については省略する。

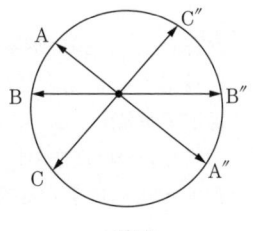

15.7

流れ7：検知されたγ線をコンピュータ処理し，断面写真，全身の立体画像を得ることができる。

興味ある読者のための，さらに詳しい説明

本題に入る前に「電子には，マイナスの電気を持つ陰電子とプラスの電気を持つ陽電子がある」ことを簡単に説明しよう。

陰電子（e^-）　人間の体，地球，宇宙には陰電子が無数にある。しかも，陰電子を発生させるのは簡単で，蛍光灯の中，電気コンロ，テレビ等々の中では陰電子が大活躍をしている。また，オシロスコープでは電子の動いた足跡を見ているのである。

この世の中は，陰電子で満ちているため，単に「電子」と呼ぶ。しかしながら，自然は単純ではなく，陰電子を不思議な方法で放出する現象がある。それは，後述する「核崩壊」の中の「β崩壊」によって放出される電子である。核崩壊とは，α線やβ線を放出しつつ，他の元素に変わってしまう現象をいう。

「核崩壊」の中の「β崩壊」の様子を示す。原子核内の中性子nが陽子pと電子e^-に分裂し，その電子が核外に飛び出してくると考えるとわかりやすい。これを式で示すと

$$n \rightarrow p + e^-$$

このe^-がβ線として飛び出してくる。原子核内の陽子が1つ増えるため，原子番号が1つ大きい原子に変わる。質量数（陽子数＋中性子数）は不変である。

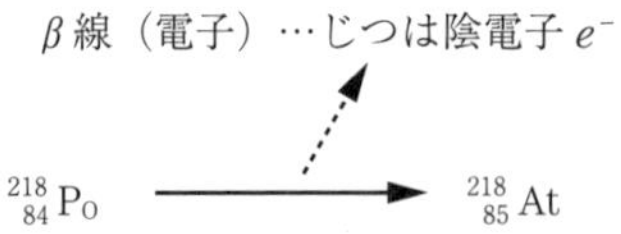

β線（電子）…じつは陰電子 e^-

$^{218}_{84}\text{Po} \longrightarrow \ ^{218}_{85}\text{At}$

図15.8 βマイナス崩壊

図15.8は，通常，単にβ崩壊といわれる。次の陽電子放出の核崩壊をも考える場合は，このβ崩壊をβマイナス（β^-）崩壊という。

陽電子（e^+）　これは通常の状態では存在しない。強い磁場の中に高いエネルギーの宇宙線が飛び込むと陰電子e^-と陽電子e^+が発生したり，非常に強い磁場の中に，γ線を当てると陰電子と陽電子が発生する。これを対生成（ついせいせい）という。

物質のない真空中に強力な磁場を作り，γ線を当てるだけで，質量を持つ陰電子e^-と陽電子e^+が発生するのだから驚きである。一時期「無から有が生じる」といわれたが，γ線のエネルギー$h\nu$，陰電子の質量エネルギーmc^2，陽電子の質量エネルギーmc^2の間に

$$h\nu = mc^2 + mc^2$$

が成立し，エネルギーの形が変わるだけで，エネルギー保存の法則が成立している。さらに，γ 線の運動量 $h\nu/c$ も保存されることがわかっている。

次に，サイクロトロンで人工的に作られた放射性同位元素（$^{11}_{6}C$，$^{15}_{8}O$，$^{18}_{9}F$ など）を使って陽電子（e^+）を発生させるプロセスを説明する。

サイクロトロンとは，帯電粒子（水素原子の原子核すなわち陽子，電子など）を加速する装置である。技術の進歩で，1つの病院に設置できるほどに小形化している。サイクロトロンで加速した陽子を，比較的簡単に作れる酸素の同位原子 $^{18}_{8}O$ に照射すると，次の反応が起こり，陽電子を放出する $^{18}_{9}F$ に変わる。$^{18}_{8}O$ の原子核に陽子 p が衝突し，衝突した陽子が原子核内に残り，代わりに中性子がはじき飛ばされると考えればわかりやすい。

この反応では，中性子が陽子に置き換わるだけなので，質量数（陽子数＋中性子数）は不変である。

もちろん $^{18}_{8}O$ の原子核内の陽子が1つ増えるので $^{18}_{9}F$ になる。はじきとばされた中性子は危険であるため，大量の水で遮蔽される。

$$^{18}_{8}O + p \longrightarrow {}^{18}_{9}F + n$$

しかし，放射性同位元素 $^{18}_{9}F$ は，通常の身の周りにある安定した $^{19}_{9}F$ と異なりきわめて不安定である。この $^{18}_{9}F$ を利用しようとしているのが PET である。

不安定であるがために，安定になろうとして，原子核内で以下の反応が起き陽電子 e^+ を放出する。

前述の「β 崩壊：β^- 崩壊」とは異なり，$^{18}_{9}F$ の原子核内の陽子が中性子と陽電子（positron. 正の電気を持つので e^+ で表す）に分裂し，その陽電子が核外に飛び出してくると考えるとわかりやすい。これを式で示すと

$$p \longrightarrow n + e^+ （陽電子）$$

図15.9のように e^+（陽電子）が飛び出してくると，$^{18}_{9}F$ の原子核内の陽子が1つ減るため，原子番号が1つ小さい原子 $^{18}_{8}O$ に変わる。サイクロトロン内での反応と逆の反応である。質量数は不変である。

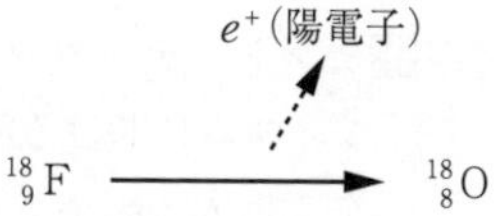

前出の陰電子放出の核崩壊をも考える場合は，図15.9の崩壊を β プラス（β^+）崩壊という。$^{18}_{8}O$ は放射線を出さない安定同位体である。

$$^{18}_{9}F \longrightarrow {}^{18}_{8}O$$
e^+（陽電子）

図15.9 β プラス崩壊

15. 断層撮影装置

例題① 放射線：e^+（陽電子）を出すうえに，危険な消滅γ線をも放出するFDGを体内に注入して危険はないのか。

〔答〕 FDGに組み込まれた $^{18}_{9}\text{F}$ が陽電子を出して $^{18}_{9}\text{F}$ の数が半分になる時間（半減期という）は約2時間の110分であるので，24時間後には $\frac{1}{2^{12}} \fallingdotseq \frac{1}{4100}$ になってしまうので心配ない。

例題② PETで利用される核種はフッ素Fだけか。

〔答〕 現在では，$^{11}_{6}\text{C}$, $^{13}_{7}\text{N}$, $^{15}_{8}\text{O}$, $^{18}_{9}\text{F}$ が使われている。

例題③ 消滅γ線は，なぜ逆向きに（逆方向に）放出されるのか。

〔答〕 運動量保存の法則に従っているからである。量子力学によると光もまた運動量を持っている。静止した陰電子と陽電子は運動量を持たない。放出されるγ線の運動量の和が0（ゼロ）になるためには，2つのγ線が反対方向に放出されなくてはならない。ある方向の運動量が ＋（プラス）ならば，逆方向の運動量は －（マイナス）である。光が運動量を持つために，光を放出した反動で動くのが光子ロケットである。

■■■■■■■■■■■■■■ **問題演習** ■■■■■■■■■■■■■■

1 7回-午前-問題88　心臓の弁の動きをリアルタイム（実時間）でみるのによい方法はどれか。

　1．PET（ポジトロンCT）　　2．MRI　　3．超音波エコー断層法
　4．エックス線CT　　　　　　5．ディジタルラジオグラフィ

　💡ヒント：ディジタルラジオグラフィ（digital radiography）は通常のX線フィルムにおける濃度をディジタル表示したもので，X線画像をコンピュータで拡大・縮小も可能である。X線フィルムでの撮影と異なり現像などの処理が不要で，即時に画像がディスプレイ上に表示され，データの保存や管理も容易で，データの検索が高速かつ柔軟に行うことができ，通信網を用いてデータの転送が可能であるという特長があり，胃癌の集団検診などの消化管X線検査においてもディジタルラジオグラフィ化が進んでいる。

答　　　　　　　　　　　　　　　　　　　　　　　　　　　　　1 3

2 8回-午前-問題58　代謝機能の測定法として**適当でない**のはどれか。
   a. 陽電子断層法（PET）　　b. 単光子断層法（SPECT）
   c. 超音波断層法　　d. エックス線CT　　e. 核磁気共鳴法（MRI）
   1. a, b　　2. a, e　　3. b, c　　4. c, d　　5. d, e

   💡ヒント：選択肢bのSPECT（スペクト）は，single photon emission computed tomographyの略称で，画像診断法の一つである。体内に静脈注射し投与した放射性同位体（同位元素）から放出されるガンマ線を検出し，その分布を断層画像にしたものである。ガンマ線検出器による薬剤の濃度分布をコンピュータ処理により画像化する装置である。

   PETと同じく，生体の機能を観察することを目的に使われ，脳血管障害，心臓病，癌の早期発見に有効とされる。なお，一般の放射性同位体（同位元素）を使用することができるため，サイクロトロンなどが必要で設備が大掛かりなPETに比べて取扱いが容易であるが，体内でガンマ線が吸収・散乱されやすいため，PETに比べて感度が悪く，画像が不鮮明になる傾向がある。

   選択肢eのMRIは，生体内のプロトン（陽子）やリン31，炭素13などの核種の密度・緩和時間・代謝などの情報を画像化することができる。

3 10回-午前-問題59　正しい組合せはどれか。
   a. 超音波診断装置――音響インピーダンス
   b. エックス線CT――エックス線吸収
   c. MRI――プロトン密度
   d. ポジトロンCT――ベータ線吸収
   e. サーモグラフィ――体表紫外線
   1. a, b, c　　2. a, b, e　　3. a, d, e　　4. b, c, d
   5. c, d, e

答　　　　　　　　　　　　　　　　　　　　　　　　　　　2 4, 3 1

15. 断層撮影装置

4 **11回-午後-問題60**　正しいのはどれか。
  a. 脳の機能を観察するにはエックス線CTがMRIより優れている。
  b. MRIは組織の透磁率の差を画像化する。
  c. エックス線CTはMRIより生体への侵襲度が大きい。
  d. ヘリカルスキャンは連続して高速にCT像を得る走査方式である。
  e. MRIでは地磁気の100倍程度の直流磁場が用いられる。
    1. a, b　　2. a, e　　3. b, c　　4. c, d　　5. d, e
  💡ヒント：MRIは透磁率の差ではなく，緩和時間の差を画像化している。
  「侵襲＝侵入して襲うこと」：医学用語で，癌の転移，浸潤などの病気・手術・けが・検査などで，肉体を傷つけることをいう（日本国語大辞典，小学館）。

5 **16回-午前-問題58**　画像計測法について関係のある組合せはどれか。
  a. 超音波断層法――音響インピーダンス
  b. MRI――核磁気共鳴
  c. エックス線CT――ヘリカルスキャン
  d. ディジタルラジオグラフィ――ラジオアイソトープ（RI）
  e. 陽電子断層法（PET）――ニュートリノ
    1. a, b, c　　2. a, b, e　　3. a, d, e
    4. b, c, d　　5. c, d, e

6 **ME19回-午後-問題78**　ポジトロンCTの検出器で検出されるものはどれか。
    1. α線　　2. β線　　3. γ線
    4. 赤外線　　5. 陽電子

答　　　　　　　　　　　　　　　　　　　　　　　　　4 4, 5 1, 6 3

7 **ME25 回-午後-問題 18**　X線CT装置について**誤っている**ものはどれか。

1. X線管と検出器を対向させ，被検者のまわりで回転させる。
2. 一次元投影データをコンピュータで処理したトモグラフィ像を得る。
3. 走査方式の一つにヘリカルスキャン方式がある。
4. 組織のX線に対する吸収分布であるCT値が画像化される。
5. ヘリカルスキャン方式で三次元表示はできない。

💡ヒント：トモグラフィは断層像と考えてよい。

16章 放射線と原子核

16.1 放 射 能

　物質が放射線を出す能力のことを放射能という。放射能を持つ物質を放射性物質と呼び，ヨウ素131，ウラン235，ラドン222，セシウム137やプルトニウム239が有名である。放射能は，放射性物質が放射線を出す能力のことで，よく放射線や放射性物質自体と混同された使い方がされる。新聞，ラジオ，テレビ報道などで「放射線」のことを「放射能」といっている場合があるが，物理学的には間違いである。

16.2 放　射　線

　大きく4種類がある。狭義には中性子線を除いて3種類である。

　アルファ線（α線）　　Heの原子核である。中性子または陽子の4倍の質量で$+2e$の電気量を持つ粒子線である。eは電子の持つ電気量の大きさである。

　ベータ線（β線）　　電子線である。中性子，陽子に比べるときわめて軽い。$-e$の電気量を持つ粒子線である。

　ガンマ線（γ線）　　最も波長の短い（振動数が大きい）電磁波である。粒子ではない。しかし，特にミクロの世界を扱う現代物理学では，$h\nu$のエネルギーを持つ粒子として扱われることが多い。

　中性子線　　原子核の核分裂のときに放出される粒子線である。α線，β線，γ線は，原子核が崩壊し別の物質に変わるとき放出される。

　γ線は，陰電子と陽電子が合体するときや，電子などの粒子線を金属に高速で衝突させたときにも発生する。また，α，β崩壊後の原子核や放射性コバルト60からも放出される。

16.3 放射線の透過能力

アルファ線（α線）は紙1枚程度で遮へいできる。

ベータ線（β線）は厚さ数mmのアルミニウム板で防ぐことができる。

ガンマ線（γ線）は透過力が強く，コンクリートで50 cm，鉛で10 cmの厚さで防ぐことができる。

中性子線は最も透過力が強いが，大量の水により遮断できる。

気体などの物質を電離する電離作用は，透過能力順とは逆である。

　　　透過能力　　中性子線 > γ線 > β線 > α線

　　　電離能力　　中性子線 < γ線 < β線 < α線

α線は，他の粒子を電離させるために，自らのエネルギーを使い果たすので，透過能力が低いと考えれば理解しやすい。

16.4 放射線の単位

① **放射線を出す側に注目した単位**。放射性物質の量を表す単位。

ベクレル［Bq］：1秒間に1回，原子核が壊れる放射性物質は「1ベクレル（Bq）の放射能がある」。放射能の強さを示す。

② **放射線を受ける側に注目した単位**。被ばく線量（線量当量ともいう）や吸収線量を表す単位。

シーベルト［Sv］：人体への影響を表す単位で，被ばく線量を表す。人体が吸収した放射線のエネルギーの総量を数値化した単位で，吸収線量値（単位はグレイ［Gy］）に放射線の種類ごとに定められた係数（放射線荷重係数（W_R））を乗じて算出する。

以前はレム［rem］が使用された。1シーベルト［Sv］= 100 remである。

X線やγ線の場合，100レントゲン［R］（後述）の線量を受けると，ほぼ1Svの被ばくとなる。

グレイ［Gy］：以前はラド［rad］が使用された。1 Gy = 100 radである。1 Gyは1 kg当たりの物質が，放射線から吸収したエネルギーを表す。

別の表現をすると，1 Gyとは1 kgの物質（人体）が1 Jのエネルギーを吸

収したことを示している．放射線は物質中を通過すると，物質中の原子との間に相互作用を起こし，エネルギーを失う．これは，物質が放射線のエネルギーを吸収したからである．この物質が吸収したエネルギーを吸収線量という．

$$被ばく線量 [Sv] = 放射線荷重係数 W_R × 吸収線量 [Gy]$$

X線・γ線・β線では $W_R = 1$，α線では $W_R = 20$，中性子線では $W_R = 5 \sim 20$ である[†]．

放射線荷重係数 (W_R) については，国家試験に出題されたことはない．思い切って，次式のようにすると大ざっぱな数値がつかめる．

$$線量当量 = 被ばく線量 1 シーベルト [Sv] ≒ 吸収線量 1 グレイ [Gy]$$

レントゲン [R]：X線およびγ線の照射線量（強度）の単位である．1RはX線またはγ線の照射により空気中に発生した電離性粒子（二次電子）が，空気1kgにつき正・負それぞれ $2.58 × 10^{-4}$ C の電気量を有するイオンを生じさせる照射線量である．

$1R = 2.58 × 10^{-4}$ C/kg（[C/kg] は国家試験に出題されたことがある），1 C/kg $= 4 × 10^3$ R である．放射線医学の分野で，現在は [Gy] が使われる．

16.5 放射線の致死量

> 読者は，専門家ではないので $W_R ≒ 1$ として，線量当量 = 被ばく線量 1Sv ≒ 吸収線量 1Gy とすると量的なものがつかみやすい．ただし，アルファ線や中性子線は被ばく線量が大きくなるので注意を要する．

15 Gy　15 Sv 以上の線量の被ばくでは，中枢神経に影響が現れ，意識障害，ショック症状を伴う．中枢神経への影響の発現は早く，ほとんどの被ばく者が即死または5日以内に死亡する．

人間が全身被ばくの場合 $600 \sim 700$ rem $= 6 \sim 7$ Sv で，いずれ，ほぼ100％の人が死亡するともいわれている．

[†] α線の W_R が大きい理由は，電離能力が大きいことに由来する．中性子線は人体に多く存在するナトリウム Na，カリウム K を放射能化するので，人体では内部被ばくをする．また，DNA の損傷により，正常な細胞分裂ができなくなるために W_R が大きい．

5 Gy　5 Sv 以上被ばくすると，小腸内の幹細胞が死滅し吸収細胞の供給が途絶，感受性の高い造血細胞が影響を受け白血球と血小板の供給が途絶する。これにより出血が増加するとともに免疫力が低下し，このため吸収力低下による下痢，細菌感染，重症の場合は 20 日以内に死亡。被ばく者の半数が死亡するといわれている。

1 Gy　1 Sv 以上被ばくすると，悪心，嘔吐，全身倦怠などの二日酔いに似た放射線宿酔という症状が現れる。

16.6　放射線感受性

　一般的に，細胞分裂を行って新しい細胞を作り出す組織・臓器，例えば造血臓器や，生殖腺などが，放射線感受性の高い組織・臓器である。これに対して，筋肉，骨，神経組織などのように，細胞分裂をほとんど行わない組織・臓器は，放射線感受性が低いと考えられている（**表 16.1**）。感受性が高いほど放射線の影響を受けやすい。感受性の問題は国家試験によく出題される。

表 16.1

放射線感受性	組織・臓器
非常に高い	リンパ組織 造血組織（骨髄，胸腺，脾臓） 生殖腺（卵巣，精巣），粘膜（消化管粘膜など）
比較的高い	唾液腺，毛のう，皮膚，水晶体
中程度	肺，腎臓，肝臓，膵臓，甲状腺
低い	筋肉，軟骨，骨，神経組織，脳

16.7　放射線の単位のまとめ

　放射線荷重係数 W_R については，国家試験に出題されたことがない。繰り返すが，線量当量＝被ばく線量 1 シーベルト［Sv］≒吸収線量 1 グレイ［Gy］としてよい。**表 16.2** に放射線の単位などについて示す。

表 16.2

放射線を出す側に注目した単位 放射性物質の量を表す単位	ベクレル［Bq］：放射能の強さ（放射線を出す原子の数の多さ） 10 回, 15 回, 19 回, 21 回の国家試験で出題された。
放射線を受ける側に注目した単位 被ばく線量, 吸収線量を表す単位	シーベルト［Sv］：線量当量, 被ばく線量（放射線の生物への影響量） 16 回, 18 回, 20 回の国家試験で出題された。 レム［rem］：現在は使わない。1 Sv＝100 rem（被ばく線量, 線量当量） 12 回, 16 回の国家試験で出題された。 グレイ［Gy］：吸収線量（生物などが吸収する放射線のエネルギー） β 線・X 線・γ 線では $1\,\mathrm{Sv} \approx 1\mathrm{Gy}$ とする。 α 線，中性子線では［Sv］＝放射線荷重係数 W_R ×吸収線量［Gy］で $W_R = 5 \sim 20$ 12 回, 15 回, 16 回, 18 回, 20 回の国家試験で出題された。 ラド［rad］現在は使わない。1 Gy＝100 rad 16 回, 18 回の国家試験で出題された。 レントゲン［R］：照射線量, 現在は使わない（X 線, γ 線にのみ使う）。 国家試験に出題されたのは 14 回のみである。 $1\,\mathrm{C/kg} = 4 \times 10^3$ ［R］：照射線量（X 線, γ 線にのみ使う） 国家試験に出題されたのは 20 回のみである。

16.8 核崩壊

国家試験で, 核崩壊を問う過去問は見あたらなかったが, 総合的理解に役立つ知識である。

α 線や β 線を出しながらまったく別の物質（原子）に変わる現象を核崩壊という。図 16.1 のように, α 線を出す崩壊を α 崩壊, β 線を出す崩壊を β 崩壊という。α 崩壊, β 崩壊後にできる原子核が γ 線を出すことがあるので, γ 崩壊といわれることもある。γ 崩壊は原子のエネルギーが高い状態から低い状態に移るだけで, 別の物質に変わることはない。

$$^{222}_{86}\mathrm{Rn} \xrightarrow{\alpha 崩壊} {}^{218}_{84}\mathrm{Po} \xrightarrow{\beta 崩壊} {}^{218}_{85}\mathrm{At}$$

α 線（He の原子核）　　　β 線（電子）

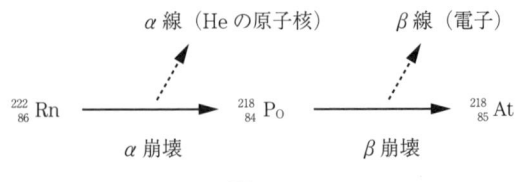

図 16.1

16.9 半減期

　放射性物質は，図16.1のようにα崩壊やβ崩壊を繰り返して，放射線（α線，β線，γ線）を出しながら，放射線を出さない安定した原子（鉛など）に変わっていく。したがって，放射線を出す物質の質量や原子数はしだいに減少していく。

　これを数学的に，コンデンサの放電や超音波の減衰係数に関する微分方程式と同じように解くと，次の式が得られる。

$$M = M_0 \left(\frac{1}{2}\right)^{\frac{t}{T}} \quad \text{または} \quad \frac{M}{M_0} = \left(\frac{1}{2}\right)^{\frac{t}{T}}$$

$$N = N_0 \left(\frac{1}{2}\right)^{\frac{t}{T}} \quad \text{または} \quad \frac{N}{N_0} = \left(\frac{1}{2}\right)^{\frac{t}{T}}$$

ただし，時刻0における放射性物質の質量をM_0，放射性物質の原子数をN_0，時刻tにおける放射性物質の質量をM，放射性物質の原子数をN，放射性物質の質量または原子数が半分になる時間（半減期）をTとする。

　これをグラフ化すると**図16.2**のようになる（図では$M = M_0 \left(\frac{1}{2}\right)^{\frac{t}{T}}$のみを示す）。

　この指数関数，グラフを使って細かい計算するのは臨床工学技士の国家試験の過去問には見あたらない。しかし，ME試験には以下のような形で出題され

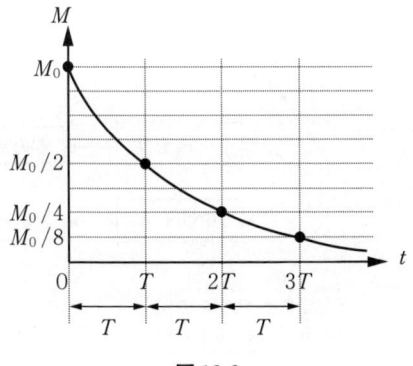

図16.2

ているので解法に慣れておく必要がある。

第2種 ME 試験に合格したい読者のために

【例題】 放射性物質が，元の 1/8 になるための時間はいくらか。ただし，半減期を 5 日とする。

〔答〕 $\dfrac{M}{M_0} = \left(\dfrac{1}{2}\right)^{\frac{t}{T}}$ より $\dfrac{M}{M_0} = \left(\dfrac{1}{2}\right)^{\frac{t}{5}} = \dfrac{1}{8} = \left(\dfrac{1}{2}\right)^{3}$

したがって $\left(\dfrac{1}{2}\right)$ の指数が等しいとして $\dfrac{t}{5} = 3$ ∴ $t = 15$ 日

$$\dfrac{1}{16} = \left(\dfrac{1}{2}\right)^{4}, \quad \dfrac{1}{32} = \left(\dfrac{1}{2}\right)^{5}$$

のように変形できると便利である。

16.10 核 分 裂

中性子 n（多量の水で遮断できる）が，ウランなどの核に衝突すると，図 16.3 に示すように，ほぼ同じ質量のまったく別の核（物質）に分裂する。そのとき中性子 n を 2～3 個放出する。放出された中性子が他のウラン原子に衝突すると，核分裂を次々と繰り返す。これを連鎖反応という。

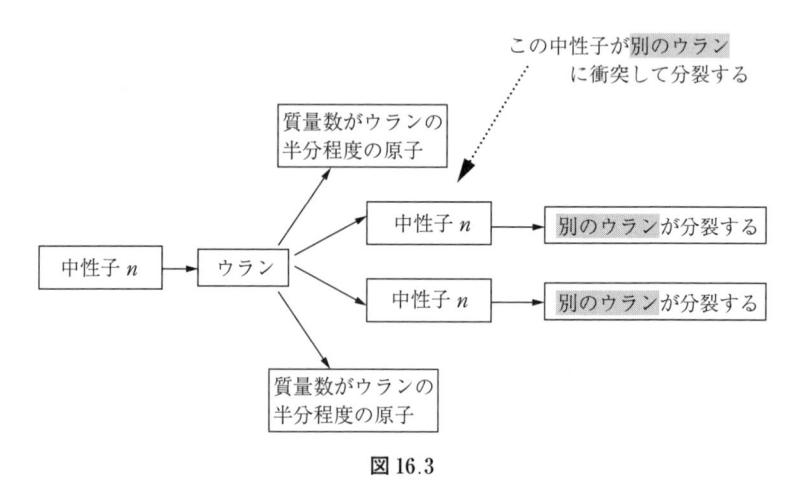

図 16.3

核分裂を起こすと，わずかな質量の減少（質量欠損という）が生じる。このとき，質量がすべて熱や光のエネルギーに変わる。これを質量エネルギーという。質量欠損を m [kg]，光の速度（秒速30万 Km＝3×10^8 m/s）を c [m/s] とすると，質量エネルギー E は $E=mc^2$ で与えられる。これは，アインシュタインが提唱した有名な関係式である。

連鎖反応を，炭素材などで制御しゆっくり連鎖反応を起こすのが原子力発電所であり，制御しないまま一気に連鎖反応を起こすのが原子爆弾である。

16.11 核　融　合

太陽における核融合反応は水素原子 ($^1_1$H) 4個が融合し，ヘリウム $^4_2$He になる反応である。そのとき質量欠損が生じ，質量エネルギーが発生する。その反応は

$$^1_1\text{H}\times 4 \rightarrow {}^4_2\text{He} + 2e^+ + 24 \text{ MeV}$$

で表される。

Mev はメガ電子ボルトまたはメガエレクトロンボルトまたはメブと読む。4個の水素原子が結合すると 24 Mev ＝ $24\times10^6\times1.6\times10^{-19}$[J] ＝ 3.8×10^{-12}[J] の熱や光，その他のエネルギーが放出されることを意味している[†]。

また，地上において比較的容易に起こすことができる

$$^2_1\text{H} + {}^2_1\text{H} \rightarrow {}^3_1\text{H} + {}^1_1\text{H} + 4 \text{ MeV}$$

の反応もある。MeV はエネルギーの単位で 1 MeV ＝ 1.6×10^{-13} J である。

$^2_1$H を重水素，$^3_1$H を三重水素という。

この核融合を一気に発生させるのが水素爆弾である。制御しつつ核融合させようと世界中の科学者が研究している。重水素や三重水素は海水中に無限にあるので，安全な核融合発電所ができれば，人類のエネルギー源は無限である。

---

† この式は，4gの水素（約50 l）の水素ガスに相当）が核融合した場合，約 2.3×10^{12} J のエネルギーを取り出せることを示している。100％の効率で仕事をすると，10 [m] ×10 [m]×10 [m] の水を約230 km 持ち上げる仕事に相当する。多大なエネルギーである。ただし，重力加速度はどの高さでも 9.8 m/s² として計算した。

16.12 放射性同位元素

普通の原子に比べて，中性子数が異なる元素を同位元素という。例えば，前述の重水素や三重水素を**図 16.4** に示す。○は陽子，◉は中性子，e は電子である。

普通の水素 ^1_1H　　重水素 ^2_1H　　三重水素 ^3_1H
（β 線を出す放射性同位元素）

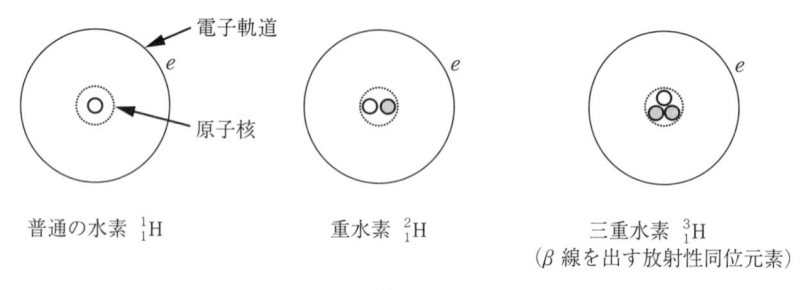

図 16.4

中でも放射線を出す同位元素を放射性同位元素という。

放射性同位元素は不安定で，放射線（α 線，β 線，γ 線）を出して安定な物質に変わる。放射性物質が半分になる時間を半減期という（10.9 節参照）。

原子爆弾や原子力発電所で出るプルトニウム 239 の半減期は 24400 年，遺跡等の年代測定に使われる炭素 14（^{14}C）は 5568 年，ポジトロン CT（PET）に使われるフッ素 18（$^{18}_9F$）は 110 分である。

年代測定の概略を説明する。木材などの植物は，生きている間は ^{14}C の量は一定であるといわれている。その一定量を M_0 とする。遺跡などから出土した木片中の ^{14}C を測定したら $M_0/4$ であったとする。

$$\frac{M_0/4}{M_0} = \frac{1}{4} = \left(\frac{1}{2}\right)^2 = \left(\frac{1}{2}\right)^{\frac{t}{5568}}, \quad 2 = \frac{t}{5568}$$

∴ $t = 2 \times 5568 = 11136$

約 1 万 1 千年前の遺跡であることが推定できる。

日本の年代測定技術は，世界的にもトップクラスである。

問題演習

1 7回-午前-問題84（改）　MRIについて**誤っている**のはどれか。
1. 放射線防護対策が必要である。
2. ペースメーカ植込み患者には禁忌である。
3. 緩和時間の分布像である。
4. プロトンの磁気共鳴現象を利用している。
5. 1T以下の磁場強度でも画像が得られる。

ヒント：1T以下でもラーモア周波数が変わるだけでMRIの機能は保たれる。

2 9回-午後-問題83　放射線障害を受けやすい細胞はどれか。
a. 骨髄細胞　b. 消化管上皮細胞　c. 脳神経細胞
d. 骨細胞　e. 生殖細胞
1. a, b, c　2. a, b, e　3. a, d, e　4. b, c, d
5. c, d, e

3 10回-午前-問題52　**誤っている**組合せはどれか。
a. 電気量————F　b. 電気的コンダクタンス————S
c. 磁束密度————T　d. 光束————————————lx
e. 放射線量————Bq
1. a, b, c　2. a, b, e　3. a, d, e　4. b, c, d
5. c, d, e

ヒント：照度とは$1m^2$当たりの光のエネルギーを示し、単位は［lx］（ルクス）。光束とは面積S［m^2］を通過する光のエネルギーを示し、単位は［lm］（ルーメン）。光束［lm］＝照度［lx］×面積［m^2］である。
電磁気における磁束Φ［Wb］＝磁束密度B［Wb/m^2］×面積［m^2］と、そっくりな関係である。

答　　　　　　　　　　　　　　　　　　　　　　　　　　1 1，2 2，3 3

16. 放射線と原子核

[4] **12回-午後-問題80（改）** ヒトにおける放射線の半数致死線量［rem］はどれか。ただし，1 Sv＝100 rem ある。

　　1. $0.4 \sim 0.5$　　2. $4 \sim 5$　　3. $40 \sim 50$　　4. $400 \sim 500$
　　5. $4\,000 \sim 5\,000$

　　💡ヒント：［rem］単位は使われないので，［Sv］単位に直して出題される可能性がある。上記問題の数値が，すべて100で割った値で出題される可能性もある。半数致死量は 5 Sv 前後である。

[5] **13回-午後-問題80** 放射線感受性の高い組織はどれか。

　　a. 心臓　　b. 生殖腺　　c. 骨髄　　d. 脳　　e. 眼
　　1. a, b　　2. a, e　　3. b, c　　4. c, d　　5. d, e

[6] **14回-午後-問題81（改）** 正しいのはどれか。

a. ガンマ線は粒子放射線である。

b. エックス線のエネルギーは波長が長いほど大きい。

c. 中性子線の生体への影響は同じ吸収線量のエックス線より大きい。

d. 骨髄は放射線の影響を受けやすい。

e. R（レントゲン）は吸収線量の単位である。

　　1. a, b　　2. a, e　　3. b, c　　4. c, d　　5. d, e

　　💡ヒント：α線，中性子線の人体への影響は，X線，β線，γ線の10倍を超えることがある。

　　　　　　被ばく線量［Sv］＝放射線荷重係数 W_R×吸収線量［Gy］。
　　　　　　放射線荷重係数 W_R は，X線・γ線・β線では $W_R=1$
　　　　　　α線では $W_R=20$，中性子線では $W_R=5 \sim 20$

答　　[4] 4，[5] 3，[6] 4

7 17回-午後-問題80　　放射線感受性の大小関係で正しいのはどれか。
　　a．骨髄＞肝臓　　　b．血管＞リンパ組織　　c．眼球＞生殖腺
　　d．腸管＞神経組織　　e．脾臓＞皮膚
　　1．a, b, c　　2．a, b, e　　3．a, d, e　　4．b, c, d
　　5．c, d, e

8 18回-午後-問題79　　放射線の単位で**ない**のはどれか。
　　a．F（ファラド）　　b．Sv（シーベルト）　　c．Gy（グレイ）
　　d．rad（ラド）　　　e．T（テスラ）
　　1．a, b　　2．a, e　　3．b, c　　4．c, d　　5．d, e

9 19回-午前-問題50　　誤っている組み合わせはどれか。
　　1．圧　力――――――パスカル（Pa）
　　2．コンダクタンス――ジーメンス（S）
　　3．磁　束――――――テスラ（T）
　　4．照　度――――――ルクス（lx）
　　5．放射能――――――ベクレル（Bq）

10 19回-午後-問題89　　放射線量の限界値が最も低いのはどれか。
　　1．皮　膚　　2．骨　　3．精　巣　　4．甲状腺　　5．眼

答　　　　　　　　　　　　　　　　　　　7 3,　8 2,　9 3,　10 3

16. 放射線と原子核

11 20回-午後-問題81　　放射線の単位で正しいのはどれか。

　　a. 照射線量　　　　　C/kg　　b. 放射線のエネルギー　　eV
　　c. 放射能の強さ　　　Bq　　　d. 吸収線量　　　　　　　Sv
　　e. 線量当量　　　　　Gy

　　1. a, b, c　　2. a, b, e　　3. a, d, e　　4. b, c, d
　　5. c, d, e

　　💡ヒント：電子を1Vで加速したとき，電子の得る運動エネルギーを1eVという。1eV＝$1.6×10^{-19}$ J である。高校物理の教科書またはインターネットで「電子の加速」を検索してほしい。
　　　太陽における核融合の式にも出てくる。1 MeV＝10^6 eV である。
$$_1^1H × 4 → {}_2^4He + 2e^+ + 24\text{ MeV}$$

12 21回-午後-問題80　　放射線について**誤っている**のはどれか。

　　1. ベータ線は直接電離性を示す。　　2. ガンマ線は間接電離性を示す。
　　3. エックス線は電磁放射線である。　4. ガンマ線は電磁放射線である。
　　5. アルファ粒子は負の電荷を有する。

　　💡ヒント：α線やβ線（電子 e）が物質に当たると物質が電離する。α線やβ線（電子 e）を直接（一次）電離線という。X線・γ線・中性子線が物質に当たると，二次的にα線やβ線（電子 e）を発生させる。そのα線やβ線（電子 e）が物質を電離する。X線・γ線・中性子線を間接（二次）電離放射線という。

13 ME20回-午前-問題72　　MRIは核磁気共鳴によって発生する何を検出して画像構成しているか。

　　1. 中性子線　　2. γ線　　3. X線　　4. 赤外線
　　5. 高周波電波

答　　　　　　　　　　　　　　　　　　　　　　　　　**11** 1，**12** 5，**13** 5

問 題 演 習   167

14 **ME22回-午前-問題26**　放射線について**誤っている**ものはどれか。
 1. α線粒子は中性子の約4倍の重さを有する。
 2. β線は負の電荷を有する。
 3. γ線の実体は電磁波である。
 4. γ線はβ線より物質の透過力が弱い。
 5. 中性子線は多量の水で遮断できる。

15 **ME24回-午前-問題31**　α線，β線，γ線について正しいものはどれか。
 1. 物質の透過力はγ線が最も強い。
 2. γ線は電子線である。
 3. α線は水素原子核の流れである。
 4. β線は短波長の電磁波である。
 5. 電離作用はα線よりβ線のほうが強い。

答　　　　　　　　　　　　　　　　　　　　　　　　14　4，15　1

参 考 文 献

1) 並木　博，渡辺恵子：ひとりで学べる統計学入門，慶應義塾大学出版会（2002）
2) 杉田暉道：統計学入門 第5版 増補，医学書院（1995）
3) 江幡　武：基礎物理学コースⅠ，学術図書出版社（2005）
4) 江幡　武：基礎物理学コースⅡ，学術図書出版社（2002）
5) 松尾一泰：流体の力学，理工学社（2007）
6) 有田正光：流れの科学，東京電機大学出版局（1998）
7) 須藤浩三ほか：流体の力学，コロナ社（2002）
8) 日本機械学会 編：機械工学便覧 流体工学，日本機械学会（2006）
9) 日本機械学会 編：流体力学，日本機械学会（2007）
10) 西山静男ほか：音響振動工学，コロナ社（1995）
11) 長倉三郎ほか：理化学辞典 第5版，岩波書店（1998）
12) 藤川重雄ほか：工学の基礎 流体力学，培風館（2005）
13) 後藤憲一ほか 編：詳解 物理学演習 上，下，共立出版（2001）
14) 後藤憲一：新しい物理へのアプローチ，共立出版（2002）
15) 牧　二郎ほか：物理学大辞典，丸善（1989）
16) 平田森三 編：大学実習 基礎物理学実験，裳華房（1969）
17) 戸田盛和ほか 編：物理学ハンドブック，朝倉書店（1969）
18) 広岡秀明：大学新入生のための物理入門，共立出版（2008）
19) 佐藤幸一，藤城敏幸：医療系のための物理，東京教学社（2007）
20) 小橋　豊：音と音波，裳華房（1969）
21) 押田勇雄，藤城敏幸：熱力学（改訂版），裳華房（1998）
22) 有山正孝：振動・波動，裳華房（1970）
23) 金原寿郎：基礎物理学（上巻・下巻），裳華房（1991）

24) 日本電子機械工業会 編：改訂医用超音波機器ハンドブック，コロナ社（1997）
25) 日本電子機械工業会 編：ME 機器ハンドブック，コロナ社（1996）
26) 安本浩二（三重県立総合医療センター中央放射線部）：超音波の基礎
(http://nv-med.mtpro.jp/jsrt/pdf/2004/60_1/49.pdf)（2004）
27) 西條芳文：超音波顕微鏡による異常心筋組織の物理特性の計測と病態生理学的意義に関する研究，東北大学博士学位論文（1993）
28) 土屋健伸，長井一樹，折出 翔，辻 綱起，杉村信太朗，遠藤信行：平成18年度第1回日本超音波医学会基礎技術研究会抄録，超音波照射による生体組織内部の温度上昇値のシミュレーションとファントム測定の結果の比較，第34巻，2号，p.210（2007）
29) 工藤信樹，鎌滝崇央，山本克之，小野塚久夫，三神大世，北畠 顕，伊藤由喜男，神田 浩：2.5-40MHz 帯における超音波減衰特性の計測 ——計測システムの改良とヒト心筋標本での検討，超音波医学，第24巻，3号，p567（1997）
30) 佐井篤儀：参考用プリント 医用超音波技術学，新潟大学医学部保健学科(2007)
31) 山田 晃：音響工学，東京農工大学生物システム応用科学府
(http://www.tuat.ac.jp/~yamada/onkyo/index.htm)（2002）
32) 金山侑子，神山直久，吉田哲也，岡村陽子：伝搬による非線形効果を抑制した生体減衰イメージング，電子情報通信学会技術研究報告．US, 超音波，109(107), pp.1-5（2009）
33) 阿部 洋：超音波の基礎，防衛大学校機能材料工学科
(http://www.nda.ac.jp/cc/mse/_development/Abe/ultrasonic_2010.pdf)
34) 桜井靖久ほか：医用工学 ME の基礎と応用，共立出版（1980）
35) 斎藤正男：医用工学の基礎，昭晃堂（1995）
36) 木村雄治：医用工学入門，コロナ社（2001）
37) 嶋津秀昭ほか：医用工学概論，コロナ社（2007）
38) 小野哲章ほか：臨床工学技士標準テキスト，金原出版（2002）
39) 医療機器センター 編：臨床工学技士国家試験出題基準，まほろば
40) 日本臨床工学技士教育施設協議会 編：臨床工学技士国家試験問題解説集 5回〜22回，日本臨床工学技士教育施設協議会事務局（2009）
41) 第2種 ME 技術実力検定試験問題研究会：第2種 ME 技術実力検定試験全問解説 第23回（平成13年）〜第27回（平成17年），秀潤社（2003）

42) 田口雄一：臨床工学技士のための国家試験対策，ブイツーソリューション (2009)
43) 国立天文台 編：理科年表 平成 24 年，丸善出版 (2011)
44) Schwan, H. P.：Electrical properties of tissues and cell suspensions, Advanced Phys. Med. Biol, **5**, pp.147-209 (1957)
45) Geddes, L. A. et al.：The specific resistance of biological material—A compendium of data for the biomedical engineer and physiologist, Med. Biol. Eng, **5**, pp.271-293 (1967)
46) Gabriel, C. et al.：The dielectric properties of biological tissues：I. Literature survey, Phys. Med. Biol, **41**, pp.2231-2249 (1996)
47) Gabriel, S. et al.：The dielectric properties of biological tissues：II. Measurements in the frequency range 10Hz to 20GHz, Phys. Med. Biol, **41**, pp.2251-2269 (1996)
48) Gabriel, S. et al.：The dielectric properties of biological tissues：III. Parametric models for the dielectric spectrum of tissue, Phys. Med. Biol, **41**, pp.2271-2293 (1996)
49) 小出昭一郎：物理学，裳華房 (1997)
50) 大槻義彦，小出昭一郎：物理便利帖，共立出版 (1989)
51) 日本光学測定機工業会編：実用光キーワード事典，朝倉書店 (2005)

索　引

（太字は主たる頁を示す）

【あ】

アインシュタイン　29, **161**
圧電効果　81
圧電素子　81
圧　力　**57**, 127
アドミタンス　129
アルファ線（α線）
　　　　　　　154, 155

【い】

イオン　125, **146**, 156
胃カメラ　77
位　相　107
位置エネルギー
　　　29, 117, 119
インダクタンス　129
陰電子　**146**–149, 154

【う】

ウィーンの変位則　121
ウェーバ　128
宇宙線　148
腕　**30**, 32
うなり　**86**–88
うねり　**35**, 47
運動エネルギー
　　28–30, 66, 117, 119, 166
運動の第一法則　13
運動の第三法則　13
運動の第二法則　13
運動の法則　13
運動方程式　**13**–15, 17

【え】

エックス線（X線）　124,

125, **140**, 156, 158, 164
エネルギーの種類　29
円運動　19
遠心力　19
延　性　49
エントロピー　118

【お】

応　力　26, **39**, 41, 43,
　　44, 61, 64, 72, 113, 127
応力集中　**23**, 26, 27
応力ひずみ線図　39, **40**
太田母斑　108
オシロスコープ　148
音の強さ　**91**–**95**, 100–103
重　さ　127
音　圧　37, 38, **91**–**95**,
　　　　　99, 101, 102
音圧レベル　**93**–**95**, 99
音響インピーダンス
　　　　　47, **90**–92
音　速　**36**, 91, 104
温　度　**35**, 61, 112, 115,
　　　　120, 128, 135
温度係数　114
音　波　37, 47, 80, 82,
　　83, 85, 91, 92, 104

【か】

回　折　**78**, 82
回転数　**19**, 75, 128
外部磁場　**142**–144
ガウス分布　138
核磁気共鳴　**141**, 145
角速度　19
核分裂　154, **160**

核融合　107, 141, **161**
重ね合わせの原理　75
可視光線　108, 124, **125**
過失誤差　134
ガスレーザ　108
加速度　**1**, 5, 13, 14
可聴周波数　**80**, 81, 125
滑　車　11
カロリー　128
干　渉　**79**, 80
慣　性　**13**, 19
　——の法則　13
慣性力　19
完全流体　**58**, 59, 68
カンデラ　129
ガンマ線（γ線）　124,
　　125, 151, 152, 154–156,
　　　158, 159, 162, 164
ガンマ崩壊（γ崩壊）
　　　　　　　　158, 164

【き】

気　圧　**56**, 127
気体定数　**55**, 56
基本振動　41
基本単位　**129**, 132
逆圧電効果　81
キャビテーション　83
吸収係数　**96**, 100
吸収線量　**156**–158
凝　固　**105**, 106, 110
共　振　**20**, 22, 24, 25
強制振動　**22**, 24
共　鳴　**22**, 141
共鳴周波数　143
虚　軸　6

【く】

偶然誤差 **134**, 138, 139
偶 力 31
クーロン 128
屈 折 **76**, 80
屈折角 **76**, 83
屈折率 **76**, 77, 90
クリープ変形 39, **40**, 51
グレイ **128**, 155, 156, 158

【け】

傾斜磁場 **144**, 145
系統誤差 134
血流計測 88
ケルビン **54**, 128
原子核 **141**, 142, 146, 148, 149
原子核崩壊 100
原子時計 129
原子番号 **148**, 149
原子力発電 **161**, 162
減衰係数 90, **96**, 100, 159
減衰振動 18, 20, **22**
減衰定数 90, **96**, 98 –100
減衰量 100

【こ】

向心加速度 19
向心力 19
剛性率 41, **45**
光電効果 29
光 度 129
交 流 **5**, 37, 129
交流電圧 **37**, 81, 92
誤 差 133 – **135**, 137 –139
固体レーザ 105, **108**
コヒーレント 107
コ マ 143
固有振動数 **20** –24
コンデンサ 112, **159**
　── のエネルギー 29

【さ】

サイクロトロン **146** –149, 151
最高点 3
歳差運動 141 – **143**, 145
最小二乗法 138
最大値 **37**, 38, 92, 93
最大摩擦力 12
最低温度 **114**, 128
作用点 **13**, 30
作用反作用の法則 **13**, 14
三重水素 141, 161, **162**
散 乱 151

【し】

シーベルト 128, **155**, 156, 158
ジーメンス 129
磁 界 **18**, 81, 141
紫外線 108, 124, **125**
磁気共鳴画像法 141
磁気ひずみ効果 81
次 元 132
仕 事 **57**, 58, 71, 111, 112, 115, 116
仕事当量 112
仕事率 111, **112**, 128
磁 石 **141**, 142
地 震 **22**, 91
自然対数 2, **100**
磁束密度 128, **142**, 163
実効値 **37**, 38, 92
質 量 **5**, **13**, 19, 28, 36, 42, 57, 111, 112, 117, 127, 129, 132, 133, 148, 149, 154, 160, 161
質量エネルギー **29**, 148, 161
質量欠損 160, 161
質量数 **148**, 149, 160
磁 場 128, **141** –145, 148
斜 面 **8**, 10, 13, 14

シャルルの法則 114
周 期 **19**, 20, 75, 128, 130, 143
重水素 141, **162**
周波数 **80**, 81, 94, 96, 98, 99, 101, 128, 129, 141, 143
自由落下 2
重 量 127
重 力 **8**, 9, 12, 13
重力加速度 4, 8, **28**, 127, 134
ジュール 111, **112**, 128
純 音 **91**, 94, 129
照射線量 **156**, 158, 166
状態方程式 36, **54**, 55
照 度 163
常用対数 101
初期条件 100
浸透圧 55
振動数 **18**, 20, 22, 40, 42, 46, 84, 91, 92, 154
振 幅 **19**, 20, 24, 74, 75, 92

【す】

水 銀 **57**, 67
水銀マノメータ **57**, 67
水晶振動子 81
水素原子 **141**, 143, 149, 161
水素爆弾 161
垂直抗力 **7** –**9**, 12 –14
スカラー量 5
スピン **141**, 142, 144
スペクト 151
スペクトル 84
ずり速度 62
ずれ応力 **45**, 62
ずれ弾性率 45

【せ】

静 圧 **67**, 68
正規分布 **135**, 138

索　引　173

正弦波　91
静止摩擦係数　**12**, 16
静止摩擦力　12
静電容量　129
赤外線　105, 124, **125**
積分回路　100
絶対温度
　30, 36, 37, 91, 104, 119
絶対値　6
絶対零度　**114**, 119
遷移　59
せん断弾性係数　**45**, 48
全反射　**77**, 78
線膨張率　113
線密度　**35**, 40

【そ】

騒音　95
層流　**59**, 61, 64, 68
層流クエット流れ　**62** -64
速度　**1**, 15, 19, 22, 38,
　59, 61 -63, 65, 74, 76,
　140, 161
速度勾配　**62**, 73
素元波　78
塑性変形　**40**, 50
疎密波　38

【た】

ダイオードレーザ　108
体積　36, **44**, 45, 54,
　58, 113, 114, 122, 127
体積弾性率　36, **44**
体積膨張率　113
太陽　166
太陽光　84, **124**
縦波　35, **37**, 46, 47, 91
単位　**19**, 127
単位の換算　111
炭酸ガスレーザ
　78, **105**, 108, 109
単色光　107
単振動　**18** -21, 42, 75

弾性率　39, **41**
断熱圧縮　111
断熱変化　36
単振り子　18, **21**

【ち・つ】

力の合成　7
力の釣合い　5
力のモーメント
　30, 32, 33, 127
中空ファイバ　105
中性子　**141**, 147 -149,
　154, 160, 162
中性子線　128, **154** -156,
　158, 164, 166
超音波　47, **80** -82, 90,
　96, 98, 100, 101, 159
超音波エコー　**96**, 101
超音波検査法　89
超音波診断装置　81
聴覚器官　**80**, 95
超低周波　**80**, 81, 125
超伝導　**115**, 144
張力　35
津波　**35**, 91

【て】

定圧比熱　36
低周波　**81**, 125
低周波空気振動　80
定常波　40
定常流　**64**, 68
定積比熱　36
デシベル　129
テスラ　128
電位　128
電気抵抗　**114**, 129
電気量　**112**, 127, 154, 156
電源　145
電磁波　74, 124, **125**, 154
　——の種類　**124** -126
電磁場　126
展性　49

電離　**124**, **155**, 167
電離作用　155
電流計　135
電力　111, **112**
電力量　111, **112**

【と】

同位元素
　146, 149, 151, **162**
等加速度運動　**1**, 15
統計処理　138
透磁率　152
等速円運動　**19**, 75
動摩擦係数　13
動摩擦力　13
ドップラー効果　**85**, 89
トリチェリー　127
　——の定理　65
トルク　**30**, 33, 127

【な】

内視鏡　76, **77**, 105
内部エネルギー　**30**, 119
投げ上げ　2, 3
波数　82
波のエネルギー　29
波の強さ　**92**, 101

【に】

入射角　**76**, 83
ニュートン　**36**, 127, 132
　——の力学法則　13
ニュートン流体
　61, 63, 64, 68

【ね】

ネイピア数　2, **100**
熱エネルギー
　29, 116, 117, 119, 125
熱機関　**115**, 116, 120
　——の効率　**115**, 116
熱伝導　101, **115**
熱伝導率　**115**, 121, 122

174　索　　　引

熱の仕事当量　**111**, 122
熱膨張　　　　　　113
熱力学　　**115**, 117, 119
　──の第一法則
　　　　　　117, 119, 120
　──の第二法則
　　　115, **117**, 119, 120
粘　性　　　　22, **58**
粘性率　　**59**, 63, 127
粘性流体　　　**59**, 60
粘　度　　　　**59**, 127

【は】

(ハーゲン) ポアズイユの式
　　　　　　59, **60**, 64
媒　質
　　35, 37, 38, **47**, 76, 77, 90
波　源　　　　**74**, 79, 80
パスカル　　　　　127
　──の原理　　　　57
破　断　　　　　　40
波　長　　**74**, 76-78, 105,
　　106, 108, 109, 125, 154
発　振　　　　　　22
波　動　　　**46**, 47, 80
ばね定数　　　　**41**, 43
速　さ　　**20**, 35, 62, 75, 76,
　　　　　　127, 130
腹　　　　　　　　40
パルス　　　　　107
半減期　100, 150, **159**, 162
反　射
　　75, 78, 90, 91, 107, 126
反射角　　　　　　83
反射波　　　　　　91
半導体　　　　　108
半導体レーザ 106, **108**, 109

【ひ】

ピエゾ素子　　　　81
光高温計　　　　121
光通信　　　　**77**, 126
光ファイバ　　　105

ひずみ　　41, 44, 45, 51, 81
非ニュートン流体　**63**, 64
比　熱　　29, **111**-112, 116
標準状態　　　　　54

【ふ】

ファイバスコープ　　77
ファラド　　　　　129
不可逆変化　　　　117
複素数　　　　　　　6
節　　　　　　　　40
節　線　　　　　　79
フックの法則
　　21, 39, **41**, 44, 50
物理量　　86, **132**, 133
プリズム　　　　76, **84**
プロトン　　　**145**, 151
分　散　　　　　　84

【へ】

平均値　　　　**134**, 138
平行四辺形の法則　**5**, 7
平面波　　　　　　90
ベータ線 (β線)
　　　　154, 155, 162
ベクトル　　5-7, 85, 86, 88
ベクトル量　　　　　5
ベクレル　128, **155**, 158
ヘモグロビン　　　108
ベルヌーイの式　　66
ベルヌーイの定理
　　　　　58, 64, 65
変　位　　　21, 38, 74
ヘンリー　　　　　129

【ほ】

ポアズイユの式　　60
ポアソン比　41, **45**, 49
ホイヘンスの原理　75
ボイル・シャルルの法則
　　　　　　　36, **54**
放射性同位元素
　　　146, 149, **162**

放射性同位体　　　151
放射線　124, 125, 128, 131,
　　154-156, 162, 164-167
放射線荷重係数
　　　　128, 155, **156**, 164
放射能　128, 130, **154**, 155
法則　慣性の──　　13
法則　作用反作用の──
　　　　　　　　13, 14
法則　シャルルの──　114
法則　熱力学の第一──
　　　　　　117, 119, 120
法則　熱力学の第二──
　　　115, **117**, 119, 120
法則　フックの──
　　21, 39, **41**, 44, 50
法則　平行四辺形の──　**5**, 7
法則　ボイル・シャルルの──
　　　　　　　36, **54**
膨　張　　　　　　58
放　電　　　　　159
ポジトロン CT　　146
ボルト　　　　　128
ホ　ン　　　　**94**, 129

【ま・み】

摩擦力　　　　　　12
マノメータ　　**57**, 67
密　度　20, **35**, 36, 58, 59,
　　64, 90, 92, 122, 127, 145

【も】

モーメント　25, **30**-33
モル　　　　　　　128
モル濃度　　　　　55

【や】

ヤングの実験　　　78
ヤング率　20, 35, 39, 41,
　　43-45, 53, 132-134

【ゆ】

有効数字　　**132**-134

索　引　175

【ゆ】

誘導起電力　129
誘導係数　129

【よ】

陽　子　141, **145**-149
陽電子　**145**-151
容　量　129
横　波　**35**, 46, 47

【ら】

ラーモア周波数　142
乱　流　**59**-61

【り】

力学的エネルギー　28
理想気体　30, **54**
流　線　64
流　速　67
流　体　**59**, 60
流　量　58, **60**, 71
臨　界　77
臨界角　77
臨界レイノルズ数　**60**, 69

【る・れ】

ルーメン　163
レイノルズ数
　　59, 69, 70, 137
レイノルズの相似法則　65
レーザ　**105**-**110**
レーザメス　**105**, 106, 108
連鎖反応　160
連続の式　58
レントゲン　**124**, 128, **156**

【C】

C/kg　128, **156**, 158
CVP　66

【E】

eV　166

【M】

MRI
　　115, 140, **141**, 145, 152

【N】

N·m　**127**, 128
NMR　141

【P】

PET　**145**, 146

PZT　81

【R】

rad/s　**19**, 75

【S】

S/N 比　**93**, 94, 103, 129

【X】

X 線（エックス線）　124,
　　125, **140**, 156, 158, 164
X 線 CT　140

【Y】

YAG レーザ
　　105, 106, **108**-110, 140

【ギリシャ文字】

α 線（アルファ線）　162
α 崩壊　**158**, 159
β 線（ベータ線）
　　　　154, 155, 162
β 崩壊　148, 149, **158**, 159
γ 線（ガンマ線）
　　124, 125, 151, 152,
　　154-156, 158, 159,
　　　　　　　162, 164
γ 崩壊　158

── 著者略歴 ──

1966 年　広島大学理学部物理学科卒業
1966 〜 2006 年
　　　　静岡県立高等学校教諭，教頭，非常勤講師などを歴任
2007 〜 2012 年
　　　　静岡医療科学専門学校非常勤講師
2016 年　逝去

医療系資格試験のための物理
─ 臨床工学技士国家試験・第 2 種 ME 技術実力検定試験 ─　Ⓒ Akihiko Nakada 2012

2012 年 3 月 26 日　初版第 1 刷発行
2020 年 8 月 30 日　初版第 4 刷発行

検印省略	著　者	仲　田　昭　彦
	発行者	株式会社　コロナ社
		代表者　牛来真也
	印刷所	萩原印刷株式会社
	製本所	牧製本印刷株式会社

112-0011　東京都文京区千石 4-46-10
発行所　株式会社　コロナ社
CORONA PUBLISHING CO., LTD.
Tokyo Japan
振替 00140-8-14844・電話 (03)3941-3131(代)
ホームページ https://www.coronasha.co.jp

ISBN 978-4-339-07228-0　C3047　Printed in Japan　　　　(安達)

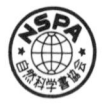

<出版者著作権管理機構　委託出版物>
本書の無断複製は著作権法上での例外を除き禁じられています。複製される場合は，そのつど事前に，出版者著作権管理機構（電話 03-5244-5088，FAX 03-5244-5089，e-mail: info@jcopy.or.jp）の許諾を得てください。

本書のコピー，スキャン，デジタル化等の無断複製・転載は著作権法上での例外を除き禁じられています。購入者以外の第三者による本書の電子データ化及び電子書籍化は，いかなる場合も認めていません。
落丁・乱丁はお取替えいたします。

技術英語・学術論文書き方関連書籍

まちがいだらけの文書から卒業しよう－基本はここだ！－
工学系卒論の書き方
別府俊幸・渡辺賢治 共著
A5／196頁／本体2,600円／並製

理工系の技術文書作成ガイド
白井　宏 著
A5／136頁／本体1,700円／並製

ネイティブスピーカーも納得する技術英語表現
福岡俊道・Matthew Rooks 共著
A5／240頁／本体3,100円／並製

科学英語の書き方とプレゼンテーション（増補）
日本機械学会 編／石田幸男 編著
A5／208頁／本体2,300円／並製

続 科学英語の書き方とプレゼンテーション
－スライド・スピーチ・メールの実際－
日本機械学会 編／石田幸男 編著
A5／176頁／本体2,200円／並製

マスターしておきたい　技術英語の基本－決定版－
Richard Cowell・佘　錦華 共著
A5／220頁／本体2,500円／並製

いざ国際舞台へ！　理工系英語論文と口頭発表の実際
富山真知子・富山　健 共著
A5／176頁／本体2,200円／並製

科学技術英語論文の徹底添削
－ライティングレベルに対応した添削指導－
絹川麻理・塚本真也 共著
A5／200頁／本体2,400円／並製

技術レポート作成と発表の基礎技法（改訂版）
野中謙一郎・渡邉力夫・島野健仁郎・京相雅樹・白木尚人 共著
A5／166頁／本体2,000円／並製

Wordによる論文・技術文書・レポート作成術
－Word 2013/2010/2007 対応－
神谷幸宏 著
A5／138頁／本体1,800円／並製

知的な科学・技術文章の書き方
－実験リポート作成から学術論文構築まで－
中島利勝・塚本真也 共著
A5／244頁／本体1,900円／並製
日本工学教育協会賞（著作賞）受賞

知的な科学・技術文章の徹底演習
塚本真也 著
A5／206頁／本体1,800円／並製
工学教育賞（日本工学教育協会）受賞

定価は本体価格+税です。
定価は変更されることがありますのでご了承下さい。

図書目録進呈◆

組織工学ライブラリ
―マイクロロボティクスとバイオの融合―

(各巻B5判)

■編集委員　新井健生・新井史人・大和雅之

配本順			頁	本体
1. (3回)	細胞の特性計測・操作と応用	新井　史　人編著	270	4700円
2. (1回)	3次元細胞システム設計論	新井　健　生編著	228	3800円
3. (2回)	細　胞　社　会　学	大　和　雅　之編著	196	3300円

再生医療の基礎シリーズ
―生医学と工学の接点―

(各巻B5判)

コロナ社創立80周年記念出版
〔創立1927年〕

■編集幹事　赤池敏宏・浅島　誠
■編集委員　関口清俊・田畑泰彦・仲野　徹

配本順			頁	本体
1. (2回)	再生医療のための**発生生物学**	浅　島　　　誠編著	280	4300円
2. (4回)	再生医療のための**細胞生物学**	関　口　清　俊編著	228	3600円
3. (1回)	再生医療のための**分子生物学**	仲　野　　　徹編	270	4000円
4. (5回)	再生医療のためのバイオエンジニアリング	赤　池　敏　宏編著	244	3900円
5. (3回)	再生医療のためのバイオマテリアル	田　畑　泰　彦編著	272	4200円

バイオマテリアルシリーズ

(各巻A5判)

			頁	本体
1.	金属バイオマテリアル	塙　　山　隆　夫共著 米　山　隆　之	168	2400円
2.	ポリマーバイオマテリアル ―先端医療のための分子設計―	石　原　一　彦著	154	2400円
3.	セラミックバイオマテリアル	岡　崎　正　之編著 山　下　仁　大	210	3200円

尾坂明義・石川邦夫・大槻主税
井奥洪二・中村美穂・上高原理暢　共著

定価は本体価格＋税です。
定価は変更されることがありますのでご了承下さい。

図書目録進呈◆

ME教科書シリーズ

(各巻B5判，欠番は品切または未発行です)

■日本生体医工学会編
■編纂委員長　佐藤俊輔
■編纂委員　稲田 紘・金井 寛・神谷 瞭・北畠 顕・楠岡英雄
　　　　　戸川達男・鳥脇純一郎・野瀬善明・半田康延

	配本順			頁	本体
A-1	(2回)	生体用センサと計測装置	山越・戸川共著	256	4000円
B-2	(4回)	呼吸と代謝	小野功一著	134	2300円
B-3	(10回)	冠循環のバイオメカニクス	梶谷文彦編著	222	3600円
B-4	(11回)	身体運動のバイオメカニクス	石田・廣川・宮崎 阿江・林　共著	218	3400円
B-5	(12回)	心不全のバイオメカニクス	北畠・堀 編著	184	2900円
B-6	(13回)	生体細胞・組織のリモデリングの バイオメカニクス	林・安達・宮崎共著	210	3500円
B-7	(14回)	血液のレオロジーと血流	菅原・前田共著	150	2500円
B-8	(20回)	循環系のバイオメカニクス	神谷 瞭編著	204	3500円
C-3	(18回)	生体リズムとゆらぎ ―モデルが明らかにするもの―	中尾・山本共著	180	3000円
D-1	(6回)	核医学イメージング	楠岡・西村監修 藤林・田口・天野共著	182	2800円
D-2	(8回)	X線イメージング	飯沼・舘野編著	244	3800円
D-3	(9回)	超音波	千原國宏著	174	2700円
D-4	(19回)	画像情報処理（Ⅰ） ―解析・認識編―	鳥脇純一郎編著 長谷川・清水・平野共著	150	2600円
D-5	(22回)	画像情報処理（Ⅱ） ―表示・グラフィックス編―	鳥脇純一郎編著 平野・森 共著	160	3000円
E-1	(1回)	バイオマテリアル	中林・石原・岩崎共著	192	2900円
E-3	(15回)	人工臓器（Ⅱ） ―代謝系人工臓器―	酒井清孝編著	200	3200円
F-2	(21回)	臨床工学(CE)と ME機器・システムの安全	渡辺 敏編著	240	3900円

定価は本体価格＋税です。
定価は変更されることがありますのでご了承下さい。

図書目録進呈◆

臨床工学シリーズ

(各巻A5判，欠番は品切または未発行です)

- ■監　　　修　日本生体医工学会
- ■編集委員代表　金井　寛
- ■編集委員　伊藤寛志・太田和夫・小野哲章・斎藤正男・都築正和

配本順			頁	本体
1.(10回)	医学概論（改訂版）	江部　充他著	220	2800円
5.(1回)	応用数学	西村千秋著	238	2700円
6.(14回)	医用工学概論	嶋津秀昭他著	240	3000円
7.(6回)	情報工学	鈴木良次他著	268	3200円
8.(2回)	医用電気工学	金井　寛他著	254	2800円
9.(11回)	改訂 医用電子工学	松尾正之他著	288	3300円
11.(13回)	医用機械工学	馬渕清資著	152	2200円
12.(12回)	医用材料工学	堀内　孝／村林俊 共著	192	2500円
13.(15回)	生体計測学	金井　寛他著	268	3500円
20.(9回)	電気・電子工学実習	南谷晴之著	180	2400円

ヘルスプロフェッショナルのためのテクニカルサポートシリーズ

(各巻B5判，欠番は未発行です)

- ■編集委員長　星宮　望
- ■編集委員　髙橋　誠・德永恵子

配本順			頁	本体
3.(3回)	在宅療養のQOLとサポートシステム	德永恵子編著	164	2600円
4.(1回)	医用機器 I	田村俊世／山越憲一／村上肇 共著	176	2700円
5.(2回)	医用機器 II	山形　仁編著	176	2700円

定価は本体価格+税です。
定価は変更されることがありますのでご了承下さい。

図書目録進呈◆